宝宝的药方
天然的更好

杨杰◎主编

青岛出版集团 | 青岛出版社

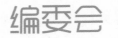

编委会

主　编：杨　杰

副主编：徐　瑛　程树桃　燕　萍

编　委：向远菊　张　莹　刘天凯　宋　玉
　　　　范　华　李国伟　陈鸿鹏

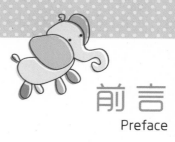

前言
Preface

孩子生病，最着急的是父母，看着孩子吃不下饭、睡不着觉、难受的模样，父母自然是万分焦急。很多时候，家长在面对孩子出现的不适时会感到手足无措，首先想到的无非是将孩子送到医院。可是若干年之后，当你的孩子对吃药、打针、输液完全"无感"的时候，家长才不禁自责：当初不应该一点小病就带着孩子去打针输液，动不动就使用抗生素。

还有的家长，在孩子出现某些小意外，如烫伤、擦伤、割伤、蜇伤时不知道如何处理，或者因为处理不当而给孩子身体留下瘢痕、后遗症等。对此，做父母的难免会自责、难过。

因此，对于生活中常见的小儿病症，家长应当学习一些有效、得当的方法帮助孩子，让孩子尽量少打针、少吃药、少用抗生素，逐渐增强自身体质、抗病能力。

我国的传统医学为我们留下了诸多行之有效的偏方、验方，家长在掌握这些方法之后，就能够轻松取材、备材，通过泡脚、外敷、内服、按摩等方法帮助孩子远离病痛。

本书针对生活中孩子常见的呼吸系统、消化系统疾病、皮肤疾患、跌打损伤、五官科疾病、营养性疾病、杂病等方面问题，结合具体案例，将其相关的特效偏方呈现给广大家长，是必备的疾病速查宝典，家长们可根据孩子的症状选择使用，帮助孩子远离疾病，健康成长。

目录
Contents

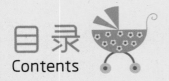

第一章 婴幼儿常见小毛病，好妈妈必备小偏方

第二章 呼吸疾病小偏方，感冒咳嗽无烦忧

第三章 幼儿皮肤常见小毛病，试试这些小偏方

第四章 五官疾病小偏方，保护"爱面子"的小朋友

第五章 调理肠胃小偏方，保证孩子身体壮

第六章 外伤小偏方，孩子跑跳不用慌

第七章 补充营养小偏方，让宝贝身体更强壮

第八章 有了小儿杂症方，孩子生病不用慌

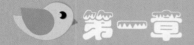

第一章

婴幼儿常见小毛病，
好妈妈必备小偏方

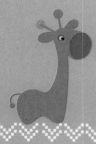

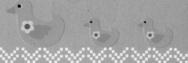

婴儿溢奶不要慌，喂奶姿势应恰当

朋友的女儿杨梅突然打电话给我，说自己的孩子吃奶的时候表现得很急，之后就会被呛到，有时呛得非常厉害，不是咳嗽就是溢奶，好不容易吃下的奶顺着口鼻流出，有几次孩子出现了呼吸困难，全家人都非常担心。

我问杨梅："孩子现在是母乳喂养还是混合喂养？发生呛奶、溢奶之后精神有什么变化吗？"

杨梅告诉我："最开始是纯母乳喂养，但是最近产假已经结束，我开始上班，于是我就给孩子掺了几顿奶粉，不管吃母乳还是喝奶粉，孩子都会呛奶或溢奶，不过食欲、精神还是非常好的。"

既然孩子的食欲和精神都不错，说明孩子没什么大事。我告诉杨梅，采用合适的姿势非常重要。人工喂养的话，奶孔大小需适中。

杨梅按照我教给她的方法调整了喂奶方式之后，孩子呛奶、溢奶发生的频率大大降低。

孩子发生溢奶的原因

孩子吐奶、溢奶比较常见。成人胃部贲门相对略紧、幽门相对略松，这样食物便可安全通过。孩子的胃呈水平位，容量小，而且孩子吃奶的时候常常吸入空气，奶液易倒流，诱发吐奶。除生理因素外，喂养不当、喂前哭闹、吸入空气、吃奶太急等，均会导致孩子溢奶或呛奶。

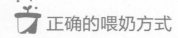

正确的喂奶方式

1. 做妈妈的应当尽量抱着孩子喂奶，让孩子的身体处于 45 度倾斜状态，这样胃中的奶液就不易返流，可减少溢奶的机会。喂奶时，妈妈应当用食指和中指轻轻压住乳头，防止乳汁分泌太急呛到孩子，还能够避免乳头堵塞孩子的鼻孔，诱发窒息。

2. 喂完奶之后，给孩子拍拍嗝，让孩子通过打嗝儿的方式排出吸奶过程中吸入胃内的空气。把孩子放到床上之后不能立刻让孩子仰卧，应当让孩子先右侧卧一会儿，之后再让孩子仰卧，即可有效防止孩子溢奶。

3. 孩子哭闹的时候不能喂奶，喂奶的时间不能太久；孩子的胃容量相对较小，不能一次喂太多。两次喂奶的时间不能离得太近，给孩子喂过奶之后应当避免剧烈运动。

非正常呛奶、溢奶

研究发现，若婴儿缺乏维生素 A，其喉头上前部的会厌上皮细胞会萎缩角化，吞咽时会厌无法充分闭合盖住器官，就会诱发呛奶。

天然小药方

让婴儿适当饮用些胡萝卜汁、蔬菜汤，或是补充些鱼肝油、维生素 A，即可改善其由于维生素 A 缺乏而导致的呛奶。

小儿受惊夜啼哭，五倍钩藤帮帮忙

孩子夜间啼哭常常会闹得全家鸡犬不宁，特别是对于上班族妈妈来说，白天已经忙碌了一天，到晚上孩子又哭又闹，严重影响夜间休息和白天工作的效率。这就是很多女性朋友生过孩子之后比之前憔悴许多的原因。

表妹生过孩子之后，整天换尿布、喂奶、安抚……晚上孩子又哭又闹，有时候一直哭到天亮，嗓子都哭哑了，不仅妈妈劳累不堪，孩子的睡眠质量也大受影响。

后来表妹实在忍受不住，就打电话给我。我告诉她，很多时候，孩子夜间哭闹并非只是因为饥饿、被褥太厚、尿布湿了等问题，还可能是某种疾病所致，如急性中耳炎、蛲虫病、软骨病等，应当带孩子去医院做检查。表妹听了我的劝告，赶忙带着孩子去医院做检查，各方面结果都正常。

后来我直接去了一趟表妹家，表妹告诉我，孩子的吃喝与平时无异，排便也正常，可是一到晚上就睡不踏实，常常在梦里惊醒，醒来之后哭得面色泛青，有时候要安抚好一阵才能睡下，有时候孩子一直哭到天亮。

根据表妹的叙述，我断定孩子的情况是受惊夜啼，于是我给表妹开了个外敷方：取五倍子 1.5 克、钩藤 2 克，将其共研成细末后用老陈醋调和成膏状，敷在肚脐中，用胶布将其固定好，贴 10 ~ 12 小时，每天换药 1 次，连敷 3 天就能看出效果。

果然，3 天之后孩子夜间哭闹的症状缓解了很多，等到第四天时，孩子已经不再夜啼，到了晚上终于能安安稳稳地睡觉了。我告诉表妹，不用再给孩子敷药了。

孩子受惊夜啼的原因

中医认为，小孩夜间哭闹通常为中焦虚寒、心经积热、恐惧惊吓而致，寒则痛，痛则哭。临床上由于热忧心神而烦躁哭闹者最为多见，不过也有很大一部分孩子是由于受惊而夜间啼哭。

现代医学认为，惊吓主要是由于孩子神经系统发育不完善，无法对外界变化做出正常反应所致。而中医认为孩子脏腑娇嫩，形气未充，心气虚，胆气弱，肾气亏，容易受外界之干扰。有时候，孩子看到可怕的东西，或是听到异常的声音等，都可能因为惊恐而气机逆乱、神志不安，不过这些因素很容易被家长忽视。随着孩子年龄的增长，夜啼现象会逐渐好转，家长不用太过担心。

五倍子钩藤膏止惊啼

取五倍子 1.5 克、钩藤 2 克，将其共研成细末后用老陈醋调和成膏状，敷在肚脐中，用胶布将其固定好，贴 10 ～ 12 小时，每天换药 1 次，连续敷 3 天即可见效。（谨防胶布过敏）

偏方其实不神秘

五倍子归肺经、大肠经和肾经，有敛肺益肾、止泻固脱之功，通常用其治疗肺虚久咳、自汗盗汗、拉肚子等；钩藤清热平肝，熄风定惊；五倍钩藤膏治疗小儿夜啼。肚脐即神阙穴，为人体经络之总枢，古人称脐为"五脏六腑之本"。肚脐最怕着凉，是腹壁的最后闭合点，其屏障功能较差。不过，正是由于它为腹壁最薄之处，在此处敷药更有利于药物渗透吸收，药效能直达病灶。此法见效迅速，没有副作用，非常适合年龄小的孩子。用五倍子敷肚脐，不仅能改善小儿夜间哭闹，而且能治疗小儿遗尿、盗汗，若家中的孩子也有此病，可在孩子的身上尝试一下。

新生儿黄疸，好妈妈巧用冬瓜玉米须

所谓新生儿黄疸，即新生儿时期，因胆红素代谢异常所致血中胆红素水平上升，表现为皮肤、黏膜和巩膜黄疸的病症。此病可分为生理性和病理性两种。其中，生理性黄疸于婴儿出生后 2 ~ 3 天出现，4 ~ 6 天到达高峰期，7 ~ 10天消退。早产儿持续时间久，除了会出现轻微食欲缺乏外，没有其他临床症状。如果孩子出生后 24 小时就发生黄疸，2 ~ 3 个星期之后黄疸仍然不退，甚至加深、加重，或者消退之后重复出现黄疸，都属于病理性黄疸。

婴儿出生之后，家长应当密切观察孩子的皮肤状况，若孩子过早或过迟发生黄疸，或黄疸颜色加深，或黄疸退后反复等，就要考虑是否为病理性黄疸。如果孩子精神萎靡、嗜睡、吮吸困难、惊惶不安、双目斜视、四肢强直、抽搐等，应当警惕孩子是否发生黄疸。家长应当注意保护婴儿皮肤、肚脐清洁，以免发生破损感染。

家长还要关注孩子的大便颜色，若肝脏胆道出现问题，大便就会变白，不过不是突然变白，而是便色越来越淡。若此时皮肤又突然变黄，则应带孩子到医院就诊。

黄疸通常从头开始，从脚消退，眼睛最先发黄，最晚消退，因此应当从眼睛开始观察。若按压皮肤呈白色则没关系，若为黄色则应当提高警惕。

通常情况下，如果小儿黄疸不严重，我会为其推荐内服方冬瓜玉米须汤和外敷方黄连茵陈云苓饼。

黄疸不严重的新生儿要多晒太阳，这样也能够达到退黄的目的。气候温和、阳光充足时，充分暴露孩子的肌肤，让孩子直接接触到更多阳光。不过要注意，千万不能让孩子着凉，同时保护好孩子的眼睛、会阴部。每次晒半小时左右即可，还应当让孩子变换体位，防止晒伤。

新生儿黄疸的原因

产生病理性黄疸的主要原因：新生儿体内胆红素过多，肝转化、排泄胆红素能力差，使得胆红素堆积在血液中，诱发黄疸。

生理性黄疸一般为新生儿肝功能不成熟所致，会随着新生儿肝脏胆红素功能增强而逐渐消退。因此，生理性黄疸不需要家长额外护理，孩子黄疸期间可适当喝些温开水、葡萄糖水以利尿。

严重病理性黄疸会并发核黄疸，导致儿童智力下降，甚至死亡。家长应当仔细观察孩子黄疸的变化，发现异常要及时将孩子送医院救治。

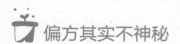

治新生儿黄疸小验方

　　冬瓜玉米须汤：取冬瓜皮和玉米须各3克，茵陈5克，一同放入锅中，倒入适量清水煎汁温服。连服两天。

偏方其实不神秘

冬瓜玉米须汤中的玉米须性味甘平，归胃经、膀胱经；可调中健脾，利尿消肿。冬瓜性微寒，味甘淡无毒，入肺、大小肠、膀胱经，有利小便、消水肿之功。茵陈性味苦、辛、凉，入肝经、脾经、膀胱经，清热利湿，主治湿热黄疸、小便不利、风痒疮疥、湿疮瘙痒、湿温初起。

应对呛奶吐奶，稻草汤有疗效

朋友的小外孙女刚满月，孩子喝奶时常常呛奶，每次吃奶都哭得非常厉害，孩子被呛得脸通红通红的，问我有没有什么方法可以帮孩子改善这个问题。

我问朋友："小外孙女的哭声大吗？"朋友回答道："声音挺大的。"我笑着说："那你就不用太担心了，既然孩子可以哭那么大声，说明没什么问题，你可以到稻田里取点稻草和炒麦芽，将其熬成汤给孩子喝。"

大概两个星期之后，朋友打电话给我，告诉我说孩子呛奶已经不频繁了，没想到稻草居然有这么大的功效。

孩子不小心呛奶，应当先观察孩子吸氧、吐气的动作，如果没有看出任何异常反应，如声音变得微弱、呼吸困难、严重凹胸等，则无须太过担心；若出现上述反应，应当立即将孩子送到医院。如果孩子哭声洪亮，中气十足，面色红润，说明身体没有什么大问题，自行在家治疗即可。

呛奶、吐奶的原因

有的孩子喝过奶后会呕吐，虽然无异常症状，可妈妈仍然放心不下。食道开口和气管开口于咽喉处相通，吐奶没关系，最怕奶水从食道逆流至咽喉，在吸气瞬间误入气管，此即为呛奶。呛奶为婴儿，尤其是新生儿常见的表现，大量呛奶会堵塞气管，使患儿无法呼吸，甚至威胁生命安全；奶液吸入肺内深部，可诱发吸入性肺炎。

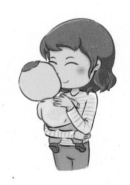

孩子小的时候胃是水平位的，胃贲门是松弛的，因此孩子吃奶后动作稍微大些就会导致食物反流，进而吐奶。等孩子 3 个月大之后，这种现象就会得到改善。

稻草汤有效治呛吐奶

将清洗干净的稻草切成 5 厘米长的小段备用。锅中放入稻草 10 克、炒麦芽 10 克、水 2000 毫升，开中火慢慢熬汤。每天给婴儿喝 1 小杯，连服 3 天。

偏方其实不神秘

稻草汤中的稻草和炒麦芽可宽中下气、消食积，治反胃、食滞、泄泻、腹痛、消渴、黄疸、白浊、痔疮、烫伤等，还可有效治疗婴幼儿呛奶。

家长在喂孩子吃奶的时候，可以用中指或食指压住乳头根部，既能防止乳头堵塞孩子鼻孔，还可减少奶水流量，控制孩子吃奶的速度。

孩子屁股红红的，试试山茶鸡子油

兰女士是我的一个朋友，她是个事业型的女人，三十多岁才结婚，结婚之后生了个儿子。小家伙白白胖胖，非常讨人喜欢，可孩子出生没多久，小屁股突然红了起来。兰女士给孩子涂了点爽身粉，可几天之后，红得反而更厉害了，她有些担心，赶忙带着孩子来到诊所。

我告诉朋友，小孩红屁股很常见，不用太过担心，回去之后要勤给孩子换尿布，因为这种症状主要是受尿液或大便刺激所致。千万不能给孩子用爽身粉，因为多数爽身粉中含有滑石粉成分，会刺激孩子的皮肤。如果患儿是女孩儿，粉末易进入孩子的阴道或尿道，不利于孩子的健康。

我给她推荐了几乎没有副作用的民间小验方山茶鸡子油，让她回去之后给孩子试试，每天涂 3 ~ 4 次。每次涂完不要急着换新尿布，让孩子的小屁股透透气。裹尿布前应该先将孩子皮肤擦干，保持皮肤干燥。山茶鸡子油涂上薄薄的一层就可以了，涂得太厚易堵塞毛孔。几天之后，朋友打电话过来，说孩子的屁股已经不红了。

 为啥孩子屁股红

医学上称小孩儿红屁股为尿布疹或尿布皮炎。孩子皮肤娇嫩，角质层发育较差，受尿液、大便刺激之后易长出尿布疹。

大小便让孩子的臀部皮肤变得潮湿，易破坏皮肤表面的天然酸性保护膜，角质层磨损，诱发炎症。

治红臀小偏方：山茶鸡子油

先用温水把孩子的屁股清洗干净，之后取一块干净的布把孩子的屁股擦干，取适量山茶鸡子油涂在患处，每天涂 3～4 次。通常连续涂三四天就能痊愈。

山茶鸡子油制作方法：鸡蛋 5 个煮熟，蛋黄弄成碎末。大汤勺（铁铝制品都可以，铁制更好）放火上烧热，放入蛋黄末干炒，炒至蛋黄发黑变焦，肉眼观其焦黑出油，小勺挤压油出。蛋黄油和山茶油（菜籽油）按 1：1 比例混匀，静置待用。

偏方其实不神秘

涂抹山茶鸡子油可以有效阻止皮肤水分蒸发，有护肤、润肤之功。外涂之后形成的保护膜可有效防止大小便刺激皮肤。

山茶鸡子油是一种单不饱和油脂，有清热化湿、消炎止痛之功。山茶油（菜籽油）性偏凉，能凉血止血，清热解毒；鸡子黄有生肌长皮、消肿止痛、敛疮收口的作用，山茶鸡子油有抑菌之功，可有效防止皮肤感染，内含茶皂素可抗渗、消炎、镇痛；山茶油（菜籽油）内的维生素 E 可为肌肤提供营养，提升细胞抗氧化能力，利于糜烂面修复。此外，山茶鸡子油的成分和人体肌肤成分相似，不易刺激皮肤，也不易引起过敏。

小儿嘴角发炎，试试冰硼青黛散

一天，一位年轻的妈妈抱着个几个月大的孩子来到诊所。她告诉我：孩子口角有些发红，喂东西会吐出来，之后大哭，怎么哄都不行。这几天孩子的精神状态越来越不好，不怎么爱闹，也不怎么发出咿呀声了。

我看了看孩子的口角，有些发红。掰开孩子的嘴，发现嘴里有几处小溃疡破口。孩子的妈妈看到孩子口中的溃疡后非常吃惊，问我是不是自己哪里做得不好才使得孩子受这样的罪。我告诉那位妈妈，不用太过担心，这是一种幼儿常见病。我给她开了些冰硼青黛散，让她回去之后取些蛋清或温水和匀，用软刷蘸取一些涂于孩子的嘴角，每天涂 3 ~ 5 次，即可缓解孩子的口角疼痛，治疗口角炎。

其实除了这种方法外，还可给孩子的口角涂上一些大黄丁香绿豆糊，也能够很好地治疗孩子的口角炎。

我嘱咐孩子的妈妈，口角炎多为饮食太过精细，导致维生素缺乏而致；平时应当经常为孩子补充维生素 B、维生素 C，多让孩子吃些富含维生素 B_2 的食物，如动物内脏、蛋类、大豆、胡萝卜、绿叶蔬菜等。

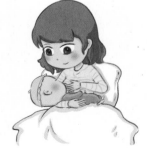

还要注意保持孩子的口腔卫生，用生理盐水清洁孩子的口腔；做好孩子的口腔清洁工作，有污垢时应当及时清理，饭后擦净孩子的嘴角，擦嘴角时宜选择消过毒的柔软的纱布。

我还叮嘱她，这段时间奶瓶、奶嘴、餐具都要常常消毒，勤给孩子喂水，让孩子吃常温清淡的流食，如此即可减少口角刺激，同时确保孩子大便畅通。几天之后，那位女士打电话告诉我，孩子的口角炎已经好多了。

孩子发生口角炎的原因

口角炎又名烂嘴角，主要是饮食太过精细，或奶瓶没有做好消毒工作，再加上孩子抵抗力比较差，使得嘴巴处被细菌和病毒感染导致的。此为幼儿常见病之一。

治疗口角炎小方

冰硼青黛散：取适量冰硼散和青黛按 1 ∶ 1 比例混合，用蛋清或温水搅拌均匀，涂于创面，每天涂 3 ~ 5 次。

大黄丁香绿豆糊：取大黄 9 克，丁香 15 克，炒绿豆 6 克，一同研成粉末，用醋将其调和成糊，涂于创面。

偏方其实不神秘

冰硼散和青黛均有清热解毒、消肿止痛之功，可治疗热毒蕴结导致的咽喉疼痛、牙龈肿痛、口舌生疮等。

大黄丁香绿豆糊中的大黄有攻积滞、清湿热、泻火、凉血、祛瘀、解毒之功；丁香外用可治疗口腔内炎症、乳牙尖周炎、牙髓炎、口臭等症；绿豆有抗菌、抗过敏之功。

小儿生长痛，给孩子熬点食疗汤

豆豆是朋友的孙子，小家伙虎头虎脑的，已经 6 岁了，比同龄的孩子高很多。但是这段时间，孩子晚上常常说自己腿痛，等到第二天早上起床之后又忘了自己哪疼了，还和之前一样活泼。朋友告诉我，这种状况已经持续好几天了，我看了看孩子的腿，不红不肿，无任何异常，于是我断定他这种情况是生长痛。

我告诉朋友不用太过担心，这是一种正常的生理现象。朋友问我："是不是要给孩子补些钙啊？"我告诉她："不用刻意地去给孩子补钙。虽然缺钙容易发生生长痛，不过生长痛不一定就是缺钙所致。有时候，钙充足的孩子也会发生生长痛。专门补钙并不能显著缓解生长痛，生长痛问题不在骨骼，在于软组织疲劳。"

我嘱咐朋友，平时让孩子吃些能够促进软组织生长的营养素，帮助孩子补充弹性蛋白、胶原蛋白。我给朋友推荐了一个解决生长痛的食疗方——蹄筋汤。

发生生长痛的原因

生长痛易发生于 3 ~ 12 岁的孩子身上，男孩发生的频率比女孩多。生长痛的原因主要为孩子的活动量大，骨骼生长迅速，和局部肌肉筋腱生长发育不协调。生长痛为良性疼痛，无须进行药物治疗，随着孩子年龄的增长，生长痛会逐渐消失。

中医认为，孩子先天不足、后天失养，会导致肾精亏乏，寒邪侵袭，进而表现出生长痛，治疗当调补肝肾，散寒通络。

> **蹄筋汤小验方**
>
> 取鸡血藤 30 克，杜仲 10 克，猪蹄筋 100 克，调料适量。先把猪蹄筋放到清水中泡软，清洗干净，切成段；把鸡血藤、杜仲放到纱布中包好，三者一同放入锅中，倒入适量清水，熬煮至熟烂，过滤去渣，喝汤。每周喝两三次，连服两周。

偏方其实不神秘

鸡血藤性温、味苦，归心经和脾经，能活血舒筋，养血调经；治疗手足麻木、肢体瘫痪、风湿痹痛等。研究表明，鸡血藤能扩张血管、抗血小板聚集。杜仲味甘、性温，归肝、肾、胃经；补益肝肾，强筋壮骨，改善肾气不足引起的关节疼痛等症。猪蹄筋有养血补肝、强筋骨之功，猪蹄筋内含大量胶原蛋白，可提升细胞生理代谢，让皮肤富有弹性、韧性，延缓皮肤衰老；而且能强筋壮骨，治疗腰膝酸软、身体瘦弱，多吃猪蹄筋有利于孩子的生长发育，并且能缓解中老年骨质疏松。猪蹄筋不仅可以和鸡血藤搭配，还可和山药、鸡蛋搭配。

研究发现，维生素 C 有助于胶原蛋白的合成，而胶原蛋白为人体皮肤之重要组成部分。因此，生长痛的孩子应当多吃维生素 C 含量丰富的食物，如柚子、菠菜、青菜等。

每天晚上睡觉以前，让孩子用热水泡泡脚，给孩子做些腿部按摩，白天不要让孩子做太多运动，保证孩子充足睡眠等，能够缓解孩子的生长痛。

小儿高热惊厥，急掐甲根用紫雪

有一次，同小区的刘晓急匆匆跑到诊所，让我去她家看看自己的女儿萱萱，我看她十分着急，就赶紧跟着她去了她家。原来萱萱今天突然高烧，全身抽搐，牙关紧闭。我赶到后忙掐住孩子的中指指甲根，在孩子的抽搐缓解之后，我用温水冲泡紫雪散，喂患儿服用。等孩子的情况平稳后，我又赶忙回去取退热解痉药物。

孩子高热惊厥的原因

孩子发高烧的时候可能会表现出全身抽搐、肌肉紧张、牙关紧闭等惊厥症状。遇到此类状况时，家长会非常着急，不知道该如何处理。

小儿高热惊厥又名"急惊风"，中医认为热壅生痰、痰盛生风，外邪入里化热，热极生风，扰乱心神，进而出现惊厥、抽搐。从现代医学角度来看，高热时体温上升，刺激中枢神经，导致大脑运动神经元释放异常信息，使得全身肌肉紧张痉挛，导致惊厥、抽搐。

> **小验方：掐指甲根**
>
> 用指甲按压孩子的中指指甲根下方，然后急用紫雪散清热解痉。

偏方其实不神秘

掐手指周围的穴位，比如中冲穴、十宣穴、四缝穴等，可缓解小儿惊厥。中医认为，这些穴位有清热泻火、开窍豁痰、平风定惊之功，不仅能治疗高热惊厥，还能治疗昏迷、中风、中暑等症。

紫雪散是清热解毒、镇痉开窍剂，主治热邪内陷、壮热烦躁、昏狂谵语、面赤腮肿、口渴唇焦、尿赤便秘、颈项强直；用于小儿惊痫、烦热涎厥、伤寒发斑、一切热毒、喉痹肿痛及疮疹、毒气上攻咽喉、水浆不下等症。

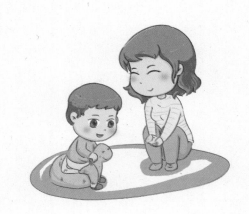

小儿中暑莫惊慌，穴位按摩加藿香

记得有一次，我和几个朋友一起出去旅游，当时正值夏季，天气炎热，其中一个朋友还带着自己 5 岁的女儿小梦。当我们找到旅馆的时候，小梦突然发热，头晕恶心，出冷汗，朋友赶忙问我孩子是怎么回事。我仔细观察，很明显孩子是中暑了。我们赶紧把孩子的衣服脱下来，用毛巾擦干她额头、腋下、脖子、背部的汗水，之后按压孩子的合谷穴、中冲穴，同时给她内服藿香正气水，直至孩子的中暑症状得到缓解。

孩子发生中暑的原因

中暑即人体处在高温情况下，中枢神经调节功能异常，诱发头晕、恶心、呕吐、昏迷等症。抢救不及时，神经调节功能一直处在异常状态，就会诱发器官衰竭，进而威及生命。所以，发生中暑必须先降温。

治疗中暑小验方

先采取适当的降温措施，之后按压合谷穴（位于手背第 1、2 掌骨间，第 2 掌骨桡侧中点处）、中冲穴（位于手中指末节尖端中央）或人中穴（位于人体鼻唇沟中点）。同时按药品说明书中的用量喂服藿香正气水。

偏方其实不神秘

合谷穴和中冲穴都是急救要穴,能够迅速缓解头晕、神志不清、恶心、呕吐、发热等症。人中穴是缓解昏迷不醒之要穴，按压人中穴会有强烈的刺痛感，能促使昏迷不醒的人迅速清醒过来。藿香正气水有散寒化湿、和中祛暑的作用。

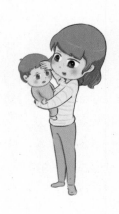

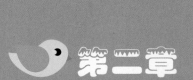

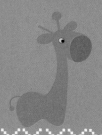

第二章

呼吸疾病小偏方，
感冒咳嗽无烦忧

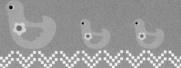

幼儿鼻塞难受，通窍枕来通窍

一天，一位年轻的女士抱着 4 个月大的孩子来到诊所。原来，孩子不小心着凉，患上了感冒，现在呼吸有些困难，喝几口奶就停一会儿，张口吸气。晚上，孩子被鼻塞折腾得睡不着觉。孩子还这么小，妈妈看到孩子这么痛苦，心里非常难受，赶忙带着孩子来到诊所。

我给那位女士开了方子：取生艾叶 100 克，辛夷 20 克，鹅不食草 30 克，将其碾成绒状，拣出里面的硬梗，用手绢包成枕状，给孩子当枕头用，两天换 1 次。症状严重者可取艾叶 10 克，用纱布包好，将其敷在患儿前囟处。

那位女士疑惑地问："这种方法真的管用吗？"我笑着回答道："虽然这种方法的功效没有麻黄碱的功效强，不过安全、没有毒副作用，非常适合幼儿。"

那位女士将信将疑地拿着我给她开的药回去了。3 天之后，孩子的妈妈打电话过来，说孩子的鼻塞已经显著改善，呼吸畅通多了。

幼儿鼻塞的原因

感冒为幼儿鼻塞的主要诱因之一，孩子的鼻腔非常小，鼻黏膜娇嫩，感冒时鼻黏膜充血肿胀，鼻腔中的分泌物变多，容易导致鼻子不通气。此时，不能由于心急而给孩子用滴鼻药。很多滴鼻药内含麻黄碱，滴药时孩子咽下这些药汁，会产生毒副作用。中医认为，鼻塞、流清涕多为感受风寒湿邪而致。

小孩鼻塞的诱因很多，如感冒、鼻炎、鼻腔异物等，家长要根据孩子的实际情况正确处理孩子出现的鼻塞。

有效缓解幼儿鼻塞的通窍枕

取生艾叶100克、辛夷20克、鹅不食草30克，将其碾成绒状，拣出里面的硬梗，用手绢包成枕状，两天换1次，症状严重的取艾叶10克，用纱布包裹好，将其敷在前囟处。

偏方其实不神秘

艾叶性温，能温经止血、散寒止痛，辛香之气能通经开窍。研究发现，艾叶富含挥发油，有抗炎、抗过敏、抗病原微生物之功。将其煎汤熏洗身体，能治疗过敏性鼻炎，预防感冒。辛夷又名木兰、望春花，将其揉碎之后会散发出芳香气味，有散风寒、通鼻窍之功，可治疗风寒头痛、鼻塞。现代药理学研究发现，辛夷可有效收缩鼻黏膜血管，保护鼻黏膜，同时促进鼻黏膜分泌物吸收，缓解炎症。鹅不食草性温，主要功效是治咳嗽、通鼻窍，可治疗痰多咳嗽、鼻塞不通、风寒头痛等。现代药理研究表明，鹅不食草可以抗病抗菌，对白色葡萄球菌、白喉杆菌、甲型链球菌、宋氏痢疾杆菌等都有抑制作用，还有消炎、抗过敏作用。鹅不食草、辛夷和艾叶同用，能提升通窍疗效。

为了加大疗效，年龄大的幼儿应当用大一些的枕头，药物也要加量。此外，最好选择背面灰白色、绒毛多、香味浓郁、叶厚色青的艾叶。

有的小孩会由于鼻腔发育不全而发生分泌物堵塞。对于这种鼻塞，家长可以用干净的棉签，帮助孩子将鼻涕清理出来。如果孩子出现的只是轻微鼻塞，家长可搓热双手，之后轻轻地按摩孩子鼻子的两侧，由上到下，由鼻梁到鼻翼，鼻翼两侧应当多按压一会儿。或是让孩子吸入些热水的蒸汽，之后把热毛巾敷在孩子的鼻子上面，每天敷3次，连续敷两天。此法可减轻孩子鼻黏膜充血，不过要注意，热敷过程中应当谨防烫伤孩子柔嫩的肌肤。

流鼻涕打喷嚏，巧用辛夷蝉蜕水

去年秋天，与我同小区的李老头带着自己的孙子洋洋来诊所看病，仔细询问才得知，洋洋最近一直在打喷嚏，有时甚至会流清鼻涕。我看洋洋蹦蹦跳跳的样子不像是生病了，没发烧，清涕少，很明显并非感冒所致。

我让洋洋张开嘴，把压舌板压在他的舌头上，但见舌色淡、舌苔薄白、咽不红，没有扁桃体炎症状，而且李老头说洋洋从未得过鼻炎，家里也没有什么过敏原。

我断定洋洋流鼻涕、打喷嚏是天气变化引发的。我建议老李头回家之后让洋洋喝些辛夷蝉蜕水。等洋洋流鼻涕、打喷嚏的症状消失后，我又嘱咐老李头给他买些玉屏风散来吃。

孩子流鼻涕打喷嚏的原因

孩子流鼻涕打喷嚏是常见症状，特别是在季节交替之时，出现这种症状的孩子就更多了。季节交替的时候，气候多变，天气忽冷忽热，孩子抵抗力较弱，接触外界刺激时就容易打喷嚏、流鼻涕。

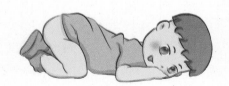

治疗流鼻涕、打喷嚏

　　辛夷蝉蜕水：取辛夷 6 克、蝉蜕 6 克，放到干净的纱布袋内，放入锅中，倒入适量清水，开大火煮沸之后转成小火继续煮 10 分钟，过滤掉药渣。趁热将药汁倒进小脸盆内，对准患儿的鼻子熏蒸，让药物蒸汽进入鼻腔内；或把药汁分为两份，1 天分两次喝完，连服 3 天。

偏方其实不神秘

　　辛夷蝉蜕水中的辛夷性温、味辛，有散风寒、通鼻窍、止流涕之功，为治疗鼻塞流涕之要药。蝉蜕味淡，宣散风热、透疹利咽、退翳明目、祛风止痉，现代药理研究发现它有良好的抗过敏作用。连续服药熏鼻 3 天后，洋洋流鼻涕、打喷嚏的症状消失了。

小儿咳嗽痰黄，就服这个方

记得有一次，刘女士带着 8 岁的儿子童童来诊所看病，原来，童童前一阵子患上了感冒，原本想着一个星期之后即可痊愈，可是直到现在，都将近 3 个星期了，童童的感冒还是没能痊愈，不断地咳嗽、流鼻涕，而且咳出的是黄稠的黏痰。妈妈这时才意识到孩子的感冒没那么简单，赶忙带着孩子到这里来看病。

我让童童张开嘴，打着手电筒向孩子的喉咙深处照了照，发现他的咽部红肿充血、咳嗽气急，舌质红而舌苔黄，脉搏跳动有些快，证属风热咳嗽。风热咳嗽通常为病毒所引发。我给童童开了清热解毒方——黄芩板蓝根汤，嘱咐刘女士回去之后让孩子每天服 1 剂，先喝 5 天看看效果。

5 天之后，刘女士又带着童童前来复诊，孩子的咳嗽已经基本停止，痰液也变稀了，刘女士问我还用不用继续服药。我告诉刘女士，此方苦寒，不适合久服，清热下火之后应当停服，以后重点在补。我嘱咐她回去之后多让孩子吃些润肺滋阴、健脾补肺的食物，尽量不要让孩子吃辛辣甜腻之品。

孩子咳嗽的原因

中医认为，咳嗽可以分成外感、内伤两类，外感咳嗽又可分成风热、风寒型，内伤咳嗽可分为痰湿、痰热、阴虚三类。小孩儿阳气旺盛，患病之后，病邪容易由阳化热。因此，临床上小儿咳嗽多为热证，治疗的时候应当注意疏风清热，宣肺止咳。

临床研究表明，小儿咳嗽多为病毒和细菌感染所致。病毒通常为流感病毒、腺病毒、合胞病毒，细菌多为肺炎双球菌、溶血性链球菌、葡萄球菌。小儿咳嗽最容易表现出热毒症状，治疗的过程中要先清热解毒。

治风热咳嗽小验方

黄芩板蓝根汤：取黄芩10克、板蓝根12克、瓜蒌9克、金银花8克、连翘8克，一同放入锅中，加适量清水煎汁200毫升，分早、晚两次服用，每天1剂，连服3天。

偏方其实不神秘

黄芩板蓝根汤中的黄芩味苦、性寒，有清热燥湿、泻火之功，可治疗湿热痞满、肺热咳嗽、高热烦渴等症；板蓝根味苦、性寒，有清热利咽、凉血解毒之功；瓜蒌味甘、性寒，有解热止渴、利尿、镇咳祛痰等作用，各种痰热咳嗽首选瓜蒌；金银花味甘、性微寒，气芳香，有清热解毒、凉血化郁之功，适合各类热性病；连翘味苦、性微寒，气微香，可治疗热病初起、风热感冒、发热、咽喉肿痛等症。

现代药理学研究证明，黄芩内的有效成分是黄酮类化合物，有解热、利尿、抗病毒、抗真菌、镇静、广泛抗菌之功，能够有效对抗痢疾杆菌、绿脓杆菌、葡萄球菌、溶血性链球菌、肺炎链球菌等，还可抑制甲型流行性感冒病毒。板蓝根可抑制多种病毒和细菌，如金黄色葡萄球菌、流感病毒等。瓜蒌对痢疾杆菌、肺炎链球菌、溶血性链球菌及白喉杆菌等均有抑制作用。金银花、连翘均有一定的抑菌、杀菌之功。临床上常用此方治疗小儿风热咳嗽。

此方苦寒，所以不能久服，脾胃虚寒，或近期服用过其他寒凉药物的儿童慎用，痰稀色淡、腹泻的患儿忌服。

孩子的身体状况和成年人不同，因此孩子患病时家长千万不能擅自给孩子用成人药物。此方适合8岁及8岁以上的孩子，8岁以下的孩子应减少用药量。如果孩子因药物味道不好而拒绝服药，家长应当在药里添加些饴糖。饴糖内含麦芽糖、维生素B、铁，可补中缓急、润肺止咳。

脾胃虚寒的孩子患上感冒之后不宜服用太多寒凉药物，最好选择食疗方。风热咳嗽属实证，若孩子患的是虚证或久咳脾虚证，则不宜用此方。

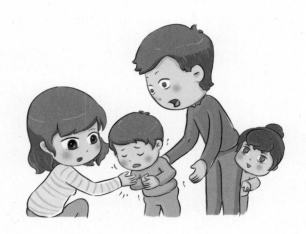

阴虚咳嗽久不消，试试百合玄参汤

记得有一次，郝女士带着 5 岁的儿子佳明来到诊所。原来，佳明前一阵子患上了感冒，感冒之后一直在咳嗽，又是服用镇咳药物又是打点滴，抗生素没少用，但咳嗽却没能得到改善。我让郝女士带着佳明到医院去做个胸部影像检查，结果显示胸部没有明显异常，这说明孩子没患上支气管炎，不过是慢性咳嗽。

我对郝女士说，孩子咳嗽虽然要及时治疗，但不能盲目治疗，尤其是抗生素，对孩子的身体危害很大，不仅会损伤孩子的脾胃，还会使细菌产生耐药性，使得孩子的抗病能力下降，在以后的日子里会反复发生此病。

我还告诉她，给孩子治病不能心急，更不能"有病乱投医"，应当"三分治，七分养"，最好是通过食疗之法调理孩子的身体。

考虑到佳明咳嗽时间比较长，而且痰少、黏稠、不易咳出，再加上他口渴咽干、手脚心热、舌红苔少，我断定他患的是阴虚咳嗽，最佳的治疗方法是滋阴润肺。我给佳明的妈妈推荐了食疗方——百合玄参汤，让她回家之后给孩子烹调着吃，辛辣、油炸之品这段时间就不要再让孩子吃了。

佳明的妈妈回家之后按照我教给她的方法给孩子烹饪此肴，大概 1 个星期之后，佳明的咳嗽就止住了。

阴虚久咳的原因

咳嗽容易发生于春冬季节，为呼吸系统常见病。感冒、冷空气、油烟、灰尘等均可能诱发或加重咳嗽。虽然咳嗽有助于清除呼吸道分泌物及有害物质，不过频繁、剧烈的咳嗽会严重威胁孩子的身体健康。

　　孩子感冒发热之后，遗留的咳嗽很难治愈，可先用寒凉药疏风清热、宣肺止咳。如果外因已清，转成肺阴虚证，则应补肺阴，不可再用寒凉药。孩子脏腑娇嫩，尤其是肺脏对寒热极敏感，如果所用药物太寒或是太过燥烈，会导致咳嗽迁延不愈。

　　反复发作、迁延不愈的咳嗽，也可能是变异性哮喘，应及时采取有效的治疗措施。

调理阴虚久咳小验方

　　百合玄参汤：取百合 15 克、玄参 10 克，先放到清水中浸泡 12～24 小时，之后一同煮熟，每天喝 2～3 次，汤与百合同食。连服 3 天。

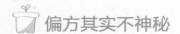

偏方其实不神秘

　　此方中的百合味甘、苦，性微寒，有止咳祛痰、镇静安神、滋阴润肺之功，配合味甘、性温的玄参，能滋阴润肺，利咽生津；治疗慢性咳嗽、阴虚咳嗽。

　　但是此方不适合风寒咳嗽的孩子服用，脾胃虚寒的孩子不可单独吃百合，应当和温性食物一同食用。

风寒咳嗽又怕冷，试试萝卜葱姜汤

艾丽是朋友的孙女，已经3岁了，非常可爱。就在前几天，朋友带着她找到我。朋友对我说，前几天带着艾丽出去玩，回来之后艾丽就开始不舒服，咳嗽、鼻塞、流清涕、怕冷等症状接二连三地出现。这两天艾丽吃不好也睡不好，而且喉咙中有痰，没精神也不开心。于是朋友到药店给艾丽买了些小儿感冒药，服下之后却没什么效果。今天早上艾丽起床后还说自己难受，朋友就赶忙带着她来到诊所。

我让小艾丽张开嘴，发现她的喉咙微红，听诊时发现她的呼吸音粗，指纹有些红，再加上朋友叙述的那些情况，我断定艾丽出现的是风寒外感。所以，治疗的过程中应当注意疏风解表、宣肺止咳。考虑到孩子年纪还太小，我并没有给她开药，而是给孩子开了个食疗方——白萝卜葱姜汤，让朋友回家之后做给她吃。

等到第二天，朋友打电话来告诉我说，艾丽鼻塞、流鼻涕的症状已经得到缓解，只是还有些咳嗽，痰也不像之前那样多了。

风寒咳嗽的原因

风寒感冒为风吹受凉导致的感冒，多出现在秋冬季节，通常发热较轻、无汗、畏寒怕冷，流清涕、咳嗽、喷嚏、痰清稀易咳出，舌苔薄白。风寒感冒和风热感冒不同，风热感冒为风热之

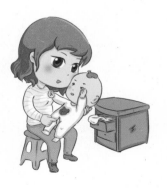

邪犯表、肺气失和引发的，主要症状包括：发热重、微恶风、有汗、咽喉红肿疼痛、咳嗽、痰黏或黄、鼻塞涕黄、口渴喜饮，舌尖红、舌苔微黄。

治风寒咳嗽小验方

萝卜葱姜汤：白萝卜半个，葱白3根，生姜6克。先把白萝卜切成片状，放入锅中，加3碗水煎煮，之后放入葱白、姜，熬煮到剩1碗时，趁热连渣一起喝下。连服3天。

偏方其实不神秘

中医认为，萝卜味甘、辛，性凉，入肺经、胃经、大肠经，有清热生津、凉血止血、下气宽中、消食化滞、开胃健脾、顺气化痰之功。萝卜富含维生素C和锌元素，能够改善机体免疫力。此外，葱白味辛、性温，入肺经、胃经、肝经，能发散风寒、发汗解表，和生姜搭配有助于发汗。这个方剂适合外感风寒导致的发冷、鼻塞、流清涕等症。

治疗小儿肺热咳嗽，蒸点冬瓜蜜糖汁

记得有一次回老家，隔壁的婶娘带着小孙子来串门，那孩子名叫小飞，已经 6 岁了。待了一会儿我就发现那孩子有些不对劲，一个劲地咳嗽，仔细询问才得知，小飞最近半年常常咳嗽，而且有痰，黄而黏稠，可是很难咳出，看到自己的孙子整天不舒服，婶娘的心里也非常难受。后来看了西医，吃了些西药，症状有所好转，可没想到过不了多久咳嗽又复发了。婶娘还说，小飞的大便干燥、小便发黄。

我让小飞张开嘴，看了看他的舌头，发现他舌红苔黄腻，给他号脉后发现他的脉微数。

根据小飞出现的一系列症状，我断定他所患的是肺热咳嗽。应当吃些清肺化痰食物。

因此，我给婶娘推荐了川贝母蒸梨，而且嘱咐婶娘平时可蒸冬瓜蜜糖汁给他喝。

大概一个星期之后，家里人打电话来说婶娘家的小飞咳嗽症状已经消失了。我让妈妈嘱咐婶娘一定要给小飞蒸冬瓜蜜糖汁巩固疗效。

肺热咳嗽的原因

儿童为纯阳之体，属于"阴常不足，阳常有余"的体质，儿童对风寒、病毒等外界刺激较敏感，体内阳气过胜易转化成实热，阴津不足易诱发虚热，肺常不足，邪热就会克肺，诱发肺热咳嗽。

肺热咳嗽容易出现在免疫力低下的儿童身上，所以预防肺热咳嗽应当从提升身体抗病能力着手。家长平时应注意多让孩子锻炼身体，少吃容易上火的食物。

治肺热咳嗽小验方

川贝母蒸梨：生梨1个，川贝母3克，冰糖10克。将生梨清洗干净后去掉皮、核，放入川贝母、冰糖，放入碗中隔水蒸1～2小时，吃梨喝汤，每天1个，连服3天。

蒸冬瓜蜜糖汁：取带蒂小冬瓜，在中间切一道口，取出里面的瓤，填入白茅根10克，冰糖、蜂蜜适量，盖好盖，放到锅内蒸20分钟，喝汁，连续喝3天。

偏方其实不神秘

川贝母蒸梨中的川贝母味甘苦、性凉，入肺经，有止咳化痰、清热散结、润肺之功，适合外感风热咳嗽、肺虚久咳、咽燥等症；生梨味甘、性寒，富含苹果酸、柠檬酸、维生素 B_1、维生素 B_2、维生素 C、胡萝卜素等，有生津润燥、清热化痰之功，适合秋季食用。现代医学研究证明，梨的确能清肺润燥、止咳化痰。川贝母蒸梨能够治疗肺热导致的咳嗽、痰稠、便秘、尿黄等。不过川贝母虽然好，可小孩子不能多吃。

蒸冬瓜蜜糖汁里面的冬瓜味甘淡、性微寒，含有蛋白质、糖类、胡萝卜素、维生素、粗纤维、钙、磷、铁等营养物质，有清热解毒、利水消痰、除烦止渴、祛湿解暑之功；适合心胸烦热、小便不利、肺痈咳喘、肝硬化腹水等症。白茅根味甘、性寒，归肺、胃、膀胱经，凉血止血，清热利尿；用于血热出血、热病烦渴、肺热咳嗽、胃热呕吐等热证。此方清热化痰、下气，有助于治疗痰热咳喘、哮喘。

小儿支气管炎，利用三仙汤调体质

一到冬季，会有很多孩子患上感冒、气管炎、支气管炎等症。去年冬天，一对夫妇带着一个五六岁的小男孩来诊所看病，孩子咳嗽还伴有发烧、咽喉肿痛。孩子的妈妈说，孩子从几天前就这样了，吃过消炎药，也打了好几针，可是症状仍然没有得到改善，后经人介绍找到我。

我听了一下孩子的双肺呼吸音，之后进行了相关检查，看到孩子咽喉处仍然有些红肿，又给他量了量体温表，37.5℃，低烧。孩子的妈妈告诉我，前两天孩子烧到过 39℃，现在烧虽然退了，可还是会咳嗽。通过望、闻、问、切，我断定孩子的病情已经过了急性期，步入缓解期了。

我嘱咐孩子的父母，不要继续给孩子使用抗生素了，缓解期可通过中药或食疗之法调理身体。

那孩子手足心微热、舌质黄腻，伴随咽干、咳嗽之症。我建议孩子的妈妈回去之后给孩子熬点三仙汤喝，每天饭后半小时服下，不宜空腹饮服，胃虚寒的孩子应当加热温服。

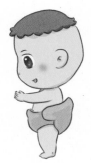

我嘱咐孩子的父母，孩子的脾胃较弱，此方虽然属纯食材，不过较寒凉，所以连服时间不能太久。一旦咽喉肿痛有所好转，即可采用其他食疗法，杏仁粥就非常不错。

 孩子发生支气管炎的原因

小孩支气管炎多为细菌或病毒引发，属中医儿科"咳嗽""喘证"等范畴，常表现出实证。小儿急性支气管炎与中医上提到的风热咳嗽相似，不过咳嗽的程度更严重。孩子脏腑比较娇嫩，很容易受到外邪侵袭，进而发为此证。肺为人体之娇脏，不能用大寒大热药物来治疗，应当采取清热解毒、宣肺止咳之法，若药物性寒凉，只能短期服药。

小儿急性支气管炎在西医常规治疗的基础上辨证论治，配合中药、推拿、食疗之法，能够大大缩短患儿的病程。配合其他温和疗法，不但能加强西药疗效，还可在一定程度上消除西药对机体产生的负面作用，提升机体抗病能力，利于孩子的病情康复，防止疾病长久不愈。

治支气管炎小验方

三仙汤：取生萝卜250克、鲜藕250克、梨两个，切碎之后搅打成汁，调入适量蜂蜜，饭后半小时分次饮服，连服3天。

杏仁粥：取10克去皮杏仁，将其研磨成泥状，放入50克淘洗干净的粳米，倒入适量清水煮沸，开慢火熬煮至烂即可。要趁热服食，每天两次，连服3天。

偏方其实不神秘

三仙汤中的萝卜味辛甘、性平，入脾经和胃经，有消积滞、化痰定喘、清热顺气、消肿散瘀之功。现代药理学研究发现，萝卜内含可诱导人体产生干扰素的多种微量元素，能改善机体免疫力。

鲜藕味甘、性寒，吃鲜藕可清热除烦，解渴止呕。把鲜藕压榨取汁，功效更佳，能清热润肺，凉血行瘀。

梨有止咳化痰、生津止渴之功。研究表明，梨内含糖、鞣酸，可祛痰止咳，养护咽喉，清热镇静。

杏仁粥非常适合支气管炎缓解期的孩子食用，不但能止咳消痰，而且不伤胃，能强身健体、预防疾病。杏仁有甜杏仁和苦杏仁两种，甜杏仁可作为休闲食品，苦杏仁通常入药，有小毒，不可多食。孩子最好吃甜杏仁，甜杏仁味苦、性温，有祛痰止咳、平喘、润肠之功，适合外感咳嗽、喘满、肠燥便秘等。杏仁中富含黄酮类、多酚类成分，不但能降低人体胆固醇含量，还可降低心脏病、慢性病之发病率。

小儿哮喘病，让孩子喝点温肾定喘汤

几年前的一个冬天，一位年轻的母亲带着一个四五岁的孩子来到诊所看病。仔细询问才得知，孩子哮喘反复发作已经有一年之久。孩子的妈妈很着急，因为孩子每次发病的时候都有生命危险。

记得上次哮喘发作的时候，孩子的面色发青，口唇发绀，呼吸急促、微弱，因为呼吸困难，当时还用了氧气罩。

孩子的妈妈说，从去年冬季到现在，孩子的哮喘已经发作4次，天气转凉时很容易发作，这次最为严重，持续4小时之久，面色发紫，呼吸急促，喉咙内有痰鸣，四肢发凉。孩子的妈妈说，自己也曾发作过一次哮喘，不过不是很严重，吃点药就痊愈了，这些年一直没再发作过。孩子的妈妈问我有没有有效的方法能够避免孩子哮喘发作。我了解了孩子的详细状况之后，给他开了温肾定喘汤，嘱咐孩子的妈妈回家之后给孩子熬些喝。每天喝1剂，连续喝3天之后，孩子的哮喘已经平复，整个人活蹦乱跳的，面色开始泛红。

孩子哮喘的原因

哮喘是常见的呼吸系统疾病，多反复发作。其主要临床表现包括：发作时喘促气急，伴哮鸣音，呼吸延长，呼吸困难，甚至不能平卧，口唇青紫等。此病的发作季节性显著，冬季最易发病，有遗传性，最开始的发病年龄多在 1 ~ 6 岁。

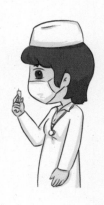

治哮喘小验方

温肾定喘汤：取肉桂2克、干姜2克、熟地黄5克、蛤蚧3克、五味子3克、炙甘草3克、陈皮6克、姜半夏3克，一同放入锅中煎汤；每天服1剂。水煎两次，把两次的药汁兑匀，分成两次服下，连服3天。

偏方其实不神秘

患儿每次哮喘发作皆因寒起，主要表现为形寒肢冷、咳吐清痰、面色青灰、神疲乏力，多为肾虚不纳肺气，治疗的时候要以温肾散寒、纳气平喘为主。温肾定喘汤中的肉桂、干姜可温里散寒；熟地黄补肾养血；蛤蚧、五味子都有温肾补肺、纳气平喘之功；陈皮、姜半夏行气健脾化痰；炙甘草可健脾散寒，调和药性。

治扁桃体炎，就喝野菊甘草汤

　　前一阵子，一对夫妇带着一个 5 岁大的小姑娘急匆匆来到诊所看病，小姑娘名叫小梅，得的是扁桃体炎。

　　我让小梅张开嘴，发现她的扁桃体有些红肿，不过并不严重。小梅的父母说，小梅总是扁桃体发炎，特别是在换季的时候，问我能不能通过食疗之法帮她根治此证。

　　我对小梅的父母说："小梅的身体瘦弱，抵抗力自然弱些，想根治扁桃体炎，必须增强她的抵抗力。不过现在小梅的扁桃体正在发炎，要先服用消炎止痛方，炎症痊愈后，再服用些改善免疫力的食疗方就能有效避免扁桃体炎的再次发作。"

　　我当时给小梅开的是野菊甘草汤。两天之后，小梅的妈妈带小梅来复诊，告诉我回去之后就给小梅煎了 1 剂，等到第二天扁桃体就没那么肿了，后来又煎了 1 剂，今天肿已消退，小梅自己也说不痛了。

　　后来我又给小梅的母亲推荐了一个食疗方——冬虫夏草炖瘦肉，嘱咐她回去之后每个星期让孩子吃一次。

扁桃体发炎的原因

　　人的咽部如同拱形门，由两个拱形组织组成，一个是舌腭弓，另一个是咽腭弓，分别跨于两侧，形成两个窝，其内为扁桃体。正常情况下，扁桃体分泌少量黏液，内含白细胞、吞噬细胞，一旦细菌、病毒由此经过，就会被吸附在上面，被吞噬、消化掉。扁桃体是呼吸道和消化道的"门户"，细菌、病毒入侵时，扁桃体最先受到侵袭。一旦抵抗力下降，细菌、病毒会大量繁殖，有益菌数量减少，扁桃体就会发炎。扁桃体发炎之后会充血、肿胀、化脓，其凹陷窝上出现很多小脓栓，甚至布满脓苔。经常、反复发炎会形成慢性扁桃体炎，炎症反复发作会让扁桃体增生肥大，两侧扁桃体几乎碰到一起，如同两扇大门堵住咽喉。若小儿营养不良，患佝偻病，消化不良，缺乏锻炼，属过敏体质等，身体防御能力弱，则易发生扁桃体炎。

小儿扁桃体炎是一种常见炎症，4～6岁为发病的高峰期，主要为细菌或病毒感染所致，要及时治疗，以免出现并发症。

小儿急、慢性扁桃体炎会诱发多种并发症。局部并发症包括急性中耳炎、鼻炎、鼻窦炎、咽炎、淋巴结炎、扁桃体周围脓肿等；全身并发症包括风湿病、急性肾小球肾炎、败血症、关节炎、皮肤疾患、心肌炎、支气管炎等，甚至导致严重的急性肾炎。

扁桃体通常在3～10岁时最大，10岁之后逐渐萎缩，所以儿童期应当重点防治扁桃体炎。

治扁桃体炎小验方

野菊甘草汤：取野菊花、玄参、生甘草各5克，一同放入锅中煎汁，每天两剂，分两次服用，连服3天。

冬虫夏草炖瘦肉：取瘦猪肉150克、冬虫夏草10克、盐2克、味精1克。把瘦猪肉清洗干净后切成片状，放到沸水中焯一下，放入锅中；锅中放入冬虫夏草、盐、清水，开大火煮沸，之后转小火熬至肉烂汤浓即可，连服3天。

偏方其实不神秘

野菊甘草汤中的甘草味甘、性平，生甘草清热解毒、润肺止咳，能够治疗痰热咳嗽、咽喉肿痛等症；此外，甘草还可抗炎、抗过敏，可保护咽喉和气管黏膜。野菊花味辛苦、性微寒，归肺、肝经，能清热解毒、疏风平肝，可治疗疔疮痈肿、咽喉肿痛、风火赤眼、头痛眩晕等症。玄参养阴、清热、利咽。玄参、甘草和野菊花搭配，消肿止痛之功更强。

冬虫夏草炖瘦肉中的冬虫夏草味甘、性温，为滋补强壮之品；用其炖肉，能够补虚健体。儿童不能过多食用，每个星期吃一次就可以了。

体弱多病的孩子平时要加强锻炼，提升身体抗病能力。平时若孩子的扁桃体有轻度炎症，可服些口含片，如西瓜霜。此外，父母还可让孩子用淡盐水漱口，饭后、睡前各漱 1 次，每次漱 5 分钟左右。盐有杀菌之功，能够有效防治扁桃体炎。

家长应当让孩子养成良好的生活习惯，爱护口腔卫生，督促孩子早晚刷牙，饭后用清水漱口，防止食物残渣存于口腔内。确保孩子按时吃饭，平时多喝水，多吃新鲜果蔬；避免偏食肉类，特别是不能过食油炸食品，这些食物皆属热性，孩子多食易上火，进而诱发扁桃体炎。幼儿患扁桃体炎多为受凉所致，所以季节交替之时应当注意保暖，以免受凉感冒。

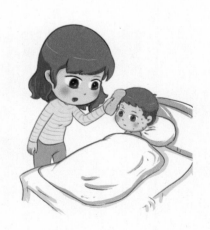

孩子风热感冒别惊慌，食疗就用豆腐加葱豉

现在的孩子是父母的掌上明珠，稍微不适，家长就会非常着急，赶紧带着孩子去医院打针吃药，久而久之，形成恶性循环，孩子的抵抗力越来越差。

记得有一年夏天，一位老奶奶带着一个 3 岁左右的孩子来到诊所。老人家抱着孩子，样子很焦急。我赶忙让老人家坐下来，请她详细讲明孩子的状况。

老人家说，这个孩子原本身体状况就不好，隔三岔五就到医院看病。这不，前两天孩子的爸妈周末休息，带着孩子出去玩耍，孩子回家之后吹了空调，晚上就感冒了，早上起来流鼻涕，没精神，小便发黄。

我给孩子试了试体温表，已经 38℃。我哄着孩子，让他把嘴张开，见舌色偏红，舌苔薄黄，用压舌板伸入孩子口内，向下轻压舌头，见咽喉处轻微红肿。之后我看了看孩子的小手，发现他指纹浮紫，由此我断定孩子出现的是风热感冒，我并没有给孩子开药，而是给老人家推荐了葱豉豆腐汤和薄荷粉葛粥。

风热感冒的原因

小儿风热感冒是由风热之邪犯表、肺气失和引发的；其主要症状包括发热重、微恶寒、流浊涕，咳嗽声重、痰黏或黄，口渴喜饮、咽红，大便干、小便黄，舌质红、舌苔薄黄或黄厚、脉浮数等。

偏方其实不神秘

葱豉豆腐汤里面的淡豆豉是药食两用的清热佳品，有发散风热、发汗解表之功，能够治疗风热感冒；豆腐清热泻火；连翘清热利咽、解表发汗，和淡豆

豉搭配，清热解表之功更强。

薄荷粉葛粥中的薄荷、菊花有清热利咽、解表发汗之功，能够治疗咽喉肿痛、声音嘶哑；粉葛根可清热解表、生津止渴，能够改善口干咽燥、口渴喜饮之症；粳米补脾胃，增强体质。此方也是治疗风热感冒的常见食疗方，适合风热表证、咽喉肿痛的患者食用。

孩子回家喝了一天葱豉豆腐汤，第二天再来复诊的时候，已经不发烧也不流鼻涕了，只是喉咙还有些肿。这说明表邪已经解了，可清热力度还不够，所以后来我又给孩子奶奶推荐薄荷粉葛粥巩固疗效。等到第三天的时候，孩子的感冒已经痊愈。

治风热感冒小验方

葱豉豆腐汤：取豆腐200克、淡豆豉10克、葱白6克、连翘5克；先把豆腐切成块状，葱清洗干净后切碎；将锅置于火上，把豆腐、淡豆豉、葱白一同放入锅中爆香，倒入少量水煮熟，调入适量盐即可。连服3天。

薄荷粉葛粥：取鲜薄荷15克或干薄荷6克、粉葛根30克、菊花10克、粳米80克；先将薄荷和葛根放入锅中，倒入适量清水煎汁备用；粳米熬粥，等到粥熟时放入薄荷葛根汁，熬煮至粥稠，分两次让孩子吃下。

小儿感冒发热的时候，最好让他吃些流质食物，比如粥类；哺乳期儿童这个时候要减少哺乳次数；多让孩子喝水，注意休息，多吃新鲜果蔬和清淡食物；若发热不退，而且伴有并发症，要立即到医院就诊，防止发生意外。

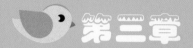 第二章

幼儿皮肤常见小毛病，
试试这些小偏方

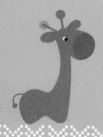

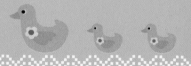

小儿预防水痘，请喝绿豆菊花汤

一天中午，有位男士急匆匆地来到诊所，怀中抱着个一岁多的孩子。这位男士一脸焦急地说："医生，你快看看吧，我儿子可能长水痘了。"

我赶忙脱掉孩子的衣服，发现他的身上长出了几颗红色的小丘疹，此外并未发热。我问孩子爸爸："在这之前孩子发过烧吗？"孩子爸爸没有丝毫犹豫地回答道："没有。"

为了慎重起见，我让他带着孩子到附近医院化验，结果发现，孩子并没有患上水痘，红疹只是蚊虫叮咬所致。

孩子爸爸问我："那怎么判断孩子患的是不是水痘啊？"

其实，水痘的判断并不难，根据病人的病史，同时结合其临床表现即可判断。水痘为急性呼吸道传染性疾病，患儿通常和水痘患者有过接触，得了水痘之后，孩子会表现出发热、咽痛、食欲下降、乏力等症状，皮疹呈向心性分布。这个孩子身上的红疹较为分散，且无发热，所以基本排除水痘的可能性。

长水痘的原因

水痘多于冬春季节发生，传染性非常强，孩子免疫功能发育尚未完全，因此很容易感染水痘－带状疱疹病毒。1～4岁儿童是易感人群，整个儿童期都可能患上此病。

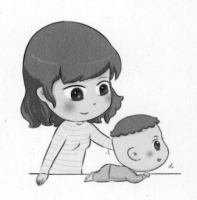

　　既然提起水痘，我们就来说一下预防水痘的具体方法：水痘高发时，尽量避免带孩子到人多处；确保孩子的睡眠质量；给孩子多吃清淡、易消化食物，可以给孩子熬点绿豆菊花汤喝；给孩子接种水痘疫苗是最有效的预防方法。

预防水痘小验方

　　绿豆菊花汤：将绿豆200克、菊花3克清洗干净，沥干水分，放进锅内；倒入适量开水没过绿豆，大火煮开后转成中火；至水将要烧干时，倒入大量开水，盖上锅盖，继续煮20分钟左右；等到绿豆酥烂，汤呈碧绿色，加入适量冰糖即可。连服3天。

偏方其实不神秘

　　绿豆、菊花有清热解毒之功，经常喝绿豆汤能有效预防水痘。不过不能盲目、大量地让孩子喝绿豆汤。绿豆性凉，体质虚寒的孩子不可频繁饮用。

小儿风疹疼痒难耐，地肤子汁来解忧

记得有一次，一位年轻的妈妈带着孩子来诊所看病。原来，孩子的身上长出了风疹，又痒又痛，校方将孩子隔离，担心他会将风疹传染给其他同学。孩子不能上学，妈妈非常着急，问我有没有什么有效的方子能帮助孩子治愈风疹。

我对孩子的妈妈说："你不用着急，给她熬些地肤子汁擦洗出疹子的地方就可以了，每天连续用几次。"

孩子的妈妈回家之后按方实施，没过几天，孩子的风疹就退去了，孩子终于又能上学了。

风疹的原因

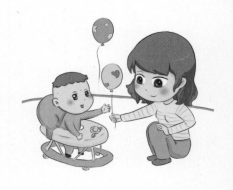

风疹为感受风疹病毒所致的急性出疹性疾病，中医称其为风瘀；其主要特点为轻度发热、咳嗽，皮肤上出现淡红色斑丘疹，耳后和枕部淋巴结肿大，一年四季皆可发病，多出现在秋冬季节，容易发生在 1 ~ 5 岁的孩子身上。一般情况下症状较轻，恢复迅速，少见并发症，预后良好，病症痊愈后能获得持久性免疫。孕妇妊娠早期发生此病会损害胚胎，或诱发流产、死胎，或导致儿童出生之后患先天性心脏病、白内障、脑发育障碍等。

患儿出现不同程度发热，或轻微咳嗽；发热一天之后，皮肤生出淡红色皮疹，一天之后遍及全身，手掌、足底大都无疹，耳后、枕部能触及肿大的淋巴结，皮疹退后皮肤无色素沉着、脱皮和脱屑。

风疹属发热出疹性传染病，风疹患者、无症状带毒患者、先天性风疹患者均为传染源。传染期是发病前5～7天至发病后3～5天。病原体从口、鼻、眼部的分泌物直接传给周围的人，也可通过呼吸道飞沫散播传染，人和人之间密切接触也会发生传染。

治疗风疹小验方

地肤子汁：地肤子16克，白蒺藜16克，浮萍15克，川椒3克，苦参10克，一同放入锅中煎汁。过滤取汁，用其汁清洗皮肤瘙痒处，每天连续洗几次，连洗3天。

偏方其实不神秘

地肤子汁有清热消毒之功，适合小儿风疹。地肤子味苦辛、性寒，归肾经和膀胱经，有利尿通淋、清热利湿之功，可清除皮肤内的湿热和风邪，进而止痒，治疗风疹、湿疹；白蒺藜味苦辛、性平，入肝经，有平肝解郁、祛风明目之功，可治疗肝郁胁痛、风热头痛、目赤肿痛、皮肤瘙痒等症；浮萍、川椒、苦参都有清热消毒、止痒之功。

患儿发热期间应当多卧床休息，保持室内空气清新；饮食注意清淡、易消化，尽量避免吃煎炸食品，可适当吃些绿豆、西红柿、莲藕、雪梨等有清热凉血之功的食物。

小儿长痱子，就喝清痱汤

记得有一年夏天，天气炎热，7岁的侄子小友和同伴出去玩耍，从午饭后出去，直到吃晚饭时才回家。回家之后，小友一直喊着有东西在扎自己。姐姐帮他脱掉上衣一看，前胸处长满了痱子，姐姐又气又心疼。我让姐姐拿来干净的毛巾，擦净小友的身体，之后给他用薄荷水擦洗。我又嘱咐姐姐给小友熬些清痱汤喝。

就这样外洗内服，第二天小友的痱子退了不少。我嘱咐姐姐，要经常给小友换洗衣物，如果他的身上出了很多汗，要及时帮他擦净汗水；最好选择棉质、吸水性好的衣服。再有，中午11:00到下午2:00这段时间太阳最毒，最好不要让小友出去玩耍。

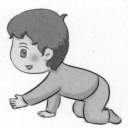

孩子长痱子的原因

夏季天气炎热，空气的湿度比较大，如果孩子身体中的汗液不能及时排出体外，滞留在体内就会渗到皮肤周围的组织中，产生痱子。中医称痱子为"汗疹"，认为痱子为湿郁腠理、热蕴肌肤导致的，很容易出现在颈部、胸前、后背、肘窝、腋窝等处。孩子的肌肤娇嫩，所以很容易产生痱子。最开始时，痱子只是针尖大小的红色丘疹、丘疱疹，非常密集。生痱子之后患处会刺痒、疼痛，孩子可能会去挠，父母必须制止孩子抓挠，否则会诱发感染。

治痱子小验方

　　清痱汤：取豇豆20克、绿豆30克、鲜荷叶10克、荆芥穗10克，先将豇豆和绿豆清洗干净之后泡涨，放到锅中，倒入适量清水，煮15分钟；再放入清洗干净的鲜荷叶、荆芥穗煮5分钟，过滤去渣、留汤；用白糖调和均匀，代茶饮用，每日适量，连服3天。

　　薄荷水：取薄荷10克放入锅中，倒入适量清水煮5～8分钟，放温之后每天晚上用其擦洗患处。

偏方其实不神秘

　　清痱汤中豇豆、绿豆、荷叶均有清热解毒、健脾利湿之功，荆芥穗祛风止痒。各药相配有助于除痱，不过豇豆不能过量食用，否则会导致腹胀。

　　薄荷水中薄荷有疏风散热之功，有助于缓解皮肤瘙痒。

孩子得了猩红热，就用牛蒡粥和绿豆百合粥

记得有一次，朋友突然打电话过来，说自己的孩子得了猩红热，住了几天院，今天刚接回家。孩子身上长了很多疹子，整天窝在家里不出门，你能开点有效的小偏方帮孩子除疹吗？

小儿猩红热为常见传染病，必须要小心护理。朋友的儿子已经到了恢复期，采取适当的食疗方就可以了。我给朋友推荐的食疗方是牛蒡粥、百合绿豆粥。

猩红热的原因

小儿猩红热为常见的急性呼吸道传染病，主要表现为发热、咽峡炎、全身弥漫性鲜红色皮疹，疹退后出现脱屑。此病一年四季均可发生，冬春季节发病率相对较高，容易发生在 5 ~ 15 岁的孩子身上。此病流行之时，儿童要避免到公共场所去。

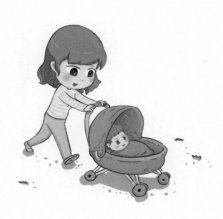

治猩红热小验方

牛蒡粥：牛蒡子 10 克，粳米 50 克，将牛蒡子放入锅中煎汁，过滤去渣；放入粳米，倒入适量清水，熬粥；吃的时候放入适量冰糖。连服 3 天。

百合绿豆粥：百合 10 克，绿豆 20 克，薏苡仁 30 克，将上述食材一同放入锅中熬粥，调入适量冰糖即可。连服 3 天。

 偏方其实不神秘

牛蒡粥中的牛蒡子味苦辛、性寒，归肺经和胃经，有疏散风热、清热解毒、透疹宣肺、利咽散肿之功。

百合绿豆粥中的百合有清火、润肺、安神之功；绿豆可清热解毒、消肿散翳；薏苡仁味甘淡、性微寒，可健脾利湿、清热排脓。

日常生活中，家中儿童发生猩红热时应当及早隔离，餐具、玩具都要消毒。咽痛的孩子可用生理盐水漱口。

竹叶扁豆汤，防治小儿手足口病效果好

记得有一次，一位六十岁出头的老奶奶带着一个四岁半的孩子来到诊所。老人家告诉我，孩子现在连咽饭都困难了。只见孩子脸色涨红，手心、脚背、口腔黏膜上满是疱疹。

老奶奶非常着急，她告诉我，孩子前两天有些发热，今天身上长出了这么多水疱。我告诉孩子的奶奶："孩子患的是手足口病。"我给孩子开了些竹叶扁豆汤，让孩子的奶奶熬煮后给孩子服下，每天 1 剂，分两次服。等孩子身上的疱疹消退后，让孩子吃些荷叶粥调理脾胃。

关于手足口病

手足口病为婴儿和儿童的常见疾病，主要表现为发热、口腔溃疡、疱疹；最开始表现为低热、食欲下降、咽痛。发热 1 ~ 2 天后，患儿会出现皮肤丘疹、疱疹，疹子多发生在手掌、足底，也可能发生在臀部。

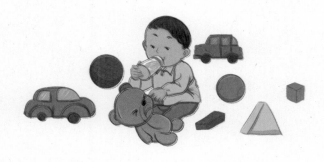

调理手足口病小验方

　　竹叶扁豆汤：竹叶 20 片，灯芯草 5 根，扁豆 15 克，滑石粉 6 克，一同放入锅中煎汁，调入少许糖即可。连服 3 天。

　　荷叶粥：取鲜荷叶两张、茯苓 10 克、大米 50 克，荷叶洗净后切碎，和茯苓、大米一同熬煮成粥。连服 3 天。

偏方其实不神秘

　　中医认为，手足口病为外感时邪侵袭机体，导致脾胃蕴热，熏蒸皮肤而致，治疗当清热泻脾、解毒凉血。

　　竹叶扁豆汤中的竹叶可清热除烦、生津利尿，能够治疗热病烦渴、小儿惊痫、口糜舌疮；灯芯草味甘淡、性微寒，归心经、肺经、小肠经和膀胱经，有利水通淋、清心降火之功，能够治疗淋病、水肿、小便不利、尿少涩痛、湿热黄疸、小儿夜啼、喉痹、口舌生疮、创伤；扁豆味甘，入脾、胃经，补脾却不滋腻，除湿却不燥烈；滑石粉味甘淡、性寒，归膀胱、肺、胃经，有利尿通淋、清热解暑、祛湿敛疮之功。荷叶粥有清热利湿、健脾和胃之功。

　　患儿饮食上要尽量清淡，饮食温度不能过高，以免刺激破溃处，诱发疼痛，使伤口不易愈合。

仙人掌黄瓜藤，治小儿脓疱疮疗效好

十几年前，我当时还在农村。一天，同村的王婶带着自己 3 岁的孙女来看病，孩子的胳膊肘窝和腿的腘窝处长了些脓疱。

当时农村的医药还很缺乏，我安慰王婶别着急，让她回去之后把干黄瓜藤碾成粉末敷在孩子的患处，每天敷 3 ~ 5 次。并且嘱咐孩子千万不可用力抓。其实，如果家里有仙人掌的话，也可以直接捣些仙人掌汁敷在患处，用鱼腥草汁熏洗效果也是不错的。

大概 1 个星期之后，王婶带着小孙女前来复诊。孩子恢复很好，胳膊和腿上的脓疱已经痊愈。

发生脓疱疮的原因

小儿脓疱疮又名"黄水疮""天疱疮"，是一种急性、接触性、传染性皮肤病，婴幼儿很容易感染此病，一般为金黄色葡萄球菌诱发。脓疱壁非常薄，易碰破，破溃之后会流水结痂，同时脓疹向周围蔓延。

常见的小儿脓疱疮主要包括两种，一种为大疱型脓疱疮。此型为金黄色葡萄球菌感染所致，发病迅速，最开始是红斑或水疱，之后迅速变成脓疱，从米粒大变到黄豆大；周围存在红晕，疱壁松弛，疱中脓汁沉积在疱底，上面是透明液体，呈半月形；疱膜破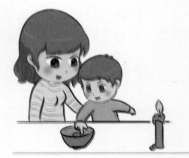

裂之后露出糜烂面，干燥之后会变成蜜黄色脓痂。此症多出现在 2 ~ 6 岁儿童身上，容易发生在面部、头部、四肢等处，可能会波及全身，搔抓之后容易感染。

还有一种叫脓痂型脓疱疮，此型为溶血性链球菌导致，也可能是和金黄色葡萄球菌混合感染所致。主要特征：在红斑基础上出现薄壁水疱，之后迅速转变成脓疱，脓汁黏稠，周围红晕明显；脓疱破裂后的渗液干燥之后会形成蜜黄色厚痂，痂不断扩张，和邻近皮损融合。此型脓疱疮容易出现在面部，特别是口周和鼻周、耳郭处，也可能发生在四肢上。此型脓疱疹瘙痒明显，搔破后感染其他部位，进而出现新脓疱；陈旧结痂通常会持续 6 ~ 10 天，之后自然脱落、痊愈，不会留下瘢痕。

治脓疱疮小验方

黄瓜藤敷粉：取黄瓜藤 20 克，清洗干净，焙干之后碾成粉末状，倒入适量香油调和成糊状，敷在患处，连敷 3 天。

仙人掌汁：取仙人掌适量，去皮后捣成汁，敷在患处即可，连敷 3 天。

鱼腥草汁：取鲜鱼腥草 250 克、蒲公英 10 克，清洗干净后放入锅中，倒入 3000 毫升清水，煎煮至 2000 毫升；将其倒进洗脸盆中熏蒸疮面，等到温度适宜的时候用毛巾蘸取药液，趁热敷在患处，同时反复清洗疮面。每次熏 20 分钟即可，连用 3 天。

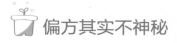 偏方其实不神秘

黄瓜藤敷粉中的黄瓜藤是葫芦科植物黄瓜的茎，味苦、性凉，归膀胱经、大肠经、小肠经，有利水通淋、燥湿疗疮、清热止痢之功，能够治疗痢疾、淋病、黄水疮等症。

　　仙人掌汁中的仙人掌味苦涩、性寒，归心经、肺经和胃经，有清热解毒、舒筋活络、散瘀消肿、解肠毒、凉血止痛之功。外敷能够治疗流行性腮腺炎、乳腺炎、痈疖肿毒、痔疮、烧烫伤等。

　　鱼腥草汁中的鱼腥草味苦、性微寒，归肺经、膀胱经、大肠经，有清热解毒、排脓消痈、利尿通淋之功。蒲公英味苦甘、性寒，入肝、胃经，为解热凉血之要药。

　　脓疱疮是一种传染性皮肤病，千万不可让孩子用手去抓，否则，抓破的黄水还会感染其他地方而长出脓疱。尽量不要让患儿与其他孩子接触；孩子穿过的衣服，用过的床单、被罩、毛巾、玩具等，均要进行消毒，被褥要放到烈日下暴晒，孩子衣物要勤换洗。

　　小儿脓疱疮应当以预防为主，保持好环境及个人卫生即可避免此证。应当给孩子穿宽松的棉质睡衣，不宜裸身包裹于襁褓之中，防止皮肤和皮肤紧贴，局部变得潮湿，细菌趁机侵入体内，引发感染。勤给孩子洗澡，勤换内衣，洗澡之后注意擦干颈部、耳后、腋下等处，保持孩子皮肤洁净、干燥。体弱儿童应当注意均衡营养，以增强体质，提高自身抗病能力。

感冒发热出红疹，紫草水擦洗效果好

菁菁是我的小侄女，记得菁菁刚满一周岁的时候，突然得了急疹，全身满是红疹子。当时哥哥嫂子急坏了，赶忙把我叫回家。其实，幼儿急疹只要烧退疹出，通常不会留下什么后遗症。看着哥哥嫂子一脸的焦急，我给他们推荐了两个小偏方，让他们照方尝试，回家后用。

紫草水涂擦患处，同时熬蝉蜕粥给孩子喝下。哥哥嫂子一听有方可治，紧皱的眉头立刻舒展开来。3 天之后，小侄女就痊愈了。

发生幼儿急疹的原因

幼儿急疹又名玫瑰疹，是小儿常见病毒感染性疾病，其主要特点为婴幼儿高热 3 ~ 5 天，体温突然下降，皮肤出现玫瑰红色的斑丘疹。此病一年四季都有可能发生，冬季的发生概率最高。此病可通过唾液和血液传播，发病之后，患儿会获得终身免疫力。

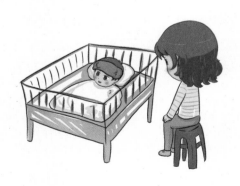

应对幼儿急疹小验方

紫草水：取紫草、生茜草、地肤子各15克，一同放入锅中煎半小时左右，等到水变温之后用其洗擦患处就可以了。

蝉蜕粥：蝉蜕5克，玫瑰花5克，粳米50克；把蝉蜕清洗干净，去除杂质，晒干之后研成细末，和玫瑰花、粳米一同熬煮成粥。也可以等玫瑰花粥快要熟时放入蝉蜕细末，熬煮至沸即可。每天吃两次。

偏方其实不神秘

紫草水中的紫草味甘咸、性寒，归心经和肝经，有凉血活血、解毒透疹之功；茜草凉血活血；地肤子味苦辛、性寒，归肾经、膀胱经，有利尿通淋、清热利湿之功，可消除肌肤之湿热和风邪，进而止痒，善治风疹与湿疹。

蝉蜕粥中的蝉蜕味甘、性寒，归肺经和肝经，有散风除热、利咽透疹、退翳解痉之功，能够治疗风热感冒、咽痛喑哑、麻疹不透、风疹瘙痒、目赤翳障、惊风抽搐、破伤风等；玫瑰花味甘微苦、性温，归肝、脾经，能行气解郁，和血止痛。

孩子发生高热要及时降温，同时应用适当的退热剂，以免高热惊厥；患儿最好卧床休息，保持室内空气流通，防止过热、过冷。到目前为止，尚未发现有效的预防幼儿急疹的方法。

中药外洗方，有效防治湿疹

婴儿刚出生时皮肤滑溜溜、水嫩嫩的，可有的婴儿会在一两个月大的时候出现湿疹，着实让家人着急。

去年夏天，诊所里来了个二十七八岁的女士，抱着个一个多月大的小婴儿，婴儿脸上长满了红疹，有些疹子还流出了黄水。孩子的妈妈告诉我，之前给孩子涂过一些治疗湿疹的软膏，可效果并不是很好。

我给那位妈妈推荐了一个偏方——用白鲜皮和白蒺藜煎水给孩子洗脸。她回去之后，按照我教给她的方法操作，孩子的湿疹就慢慢痊愈了。

如果湿疹症状较轻，可以在初期用生理盐水为孩子洁面，之后用蛋黄油涂抹其患处。通常初发的、小面积湿疹在涂抹两三天后，局部发红、瘙痒即可减轻。

婴儿湿疹

婴儿湿疹俗称奶癣。婴幼儿皮肤发育尚未完全，皮肤表皮角质层薄，对各种刺激敏感，易发生过敏反应。此外，食物也可能诱发过敏。如果孕妇怀孕期间及产后摄入高蛋白的海鲜过多，孩子更易发生湿疹。

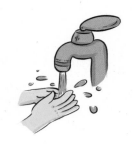

非母乳喂养、吃奶粉的孩子易上火，若这段时间内孩子出现奶癣，父母可以换其他牌子的奶粉给孩子吃。

疗湿疹小验方

白蒺藜白鲜皮煎水：取白鲜皮、白蒺藜各 10 克放入锅中，倒入 500 毫升清水，煎 15 分钟，放温后用其擦洗患处。

蛋黄油：取鸡蛋 3～4 枚，放到锅中煮熟；取出蛋黄，放到铁锅中用勺子压碎；将锅置于小火上煎熬，蛋黄从黄色变成棕色或黑色时会发出"吱吱"声，同时有油溢出；把蛋黄倒进纱布内包好，拧紧纱布，放到碗内，用擀面杖的一头用力挤压蛋黄包，这时会看到蛋黄油沿着碗壁流下来。用蛋黄油涂擦患处。

偏方其实不神秘

白鲜皮有清热燥湿、解毒止痒之功；白蒺藜能够有效治疗皮肤瘙痒。蛋黄油有清热润肤、消炎止痛、收敛生肌、保护疮面之功。

在为孩子添加辅食时，应当一样一样地添加，如果发现孩子对某种食物过敏，下次就应该避免让孩子吃该种食物。

小儿后背痘痘痒，芙蓉叶儿来帮忙

一天，李芳带着5岁的女儿晓晓来到诊所，原来，晓晓的前额发际处长了很多痘痘。李芳说，这些痘痘挤的时候会挤出些类似油脂粒的东西，有的痘痘中间还有毛发。我掀开晓晓的上衣，发现她的后背上长有类似青春痘的红疙瘩。李芳告诉我，之前给晓晓涂了些湿疹膏，但是没什么效果。我看这些痘痘不像湿疹，更像是毛囊炎。

刚好小区的绿化区种植了芙蓉花，我让李芳去采些芙蓉叶，把芙蓉叶捣烂，混入少量青黛粉，兑少量碘伏，将其敷于患处，每天1次。我同时嘱咐李芳，回去之后要注意晓晓的个人卫生，不能让她抓挠患处；洗澡的时候要把患处冲洗干净，千万不可残留洗发液、沐浴露等；平时避免让孩子吃刺激性食品、动物脂肪等，保持孩子排便畅通。一段时间后，当我再看到晓晓时，发现晓晓身上的痘痘已经不见了。

若毛囊炎初起，可以给孩子涂些碘伏，晚上涂，第二天清早将其清洗干净，连续涂1～2天即可见效。

孩子背上长痘的原因

湿疹和毛囊炎有些相似，但湿疹是一种变态反应性皮肤病，主要表现为瘙痒、糜烂渗出，常呈对称性。毛囊炎是一种化脓性疾病，主要表现为患处红、肿、热、痛，大都呈单发性，痘疹一般长在生长毛发的毛囊处。

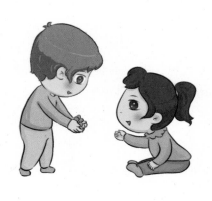

中医认为，毛囊炎大都是湿热内蕴而致。浅层毛囊炎症状不显著，看上去如同粉刺一般；深层毛囊炎会出现较大脓包，能挤出脓液，常常有疼痛感。

除痘小验方

芙蓉叶加碘伏：取1小把芙蓉叶，清洗干净后晾干、捣烂，混入少量青黛粉，兑少量碘伏，将其敷于患处即可，每天1次，至痊愈。找不到芙蓉叶可以用五倍子来代替，买五倍子粉，和蛋黄油一起和匀，涂于患处，每天涂1~2次。连用3天。

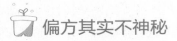

偏方其实不神秘

芙蓉叶、青黛均有凉血止血、清热解毒、活血消肿之功，因此，其治疗毛囊炎的效果非常好。

无论孩子长的是什么样的痘痘，家长都不能让孩子养成挤痘痘的习惯，尤其是在三角区部位。面部三角区指两侧口角到鼻根连线处形成的三角区。此部位血管丰富，有很多血管通向大脑。一旦损伤或感染，细菌及其毒素就会传至大脑，诱发脑膜炎、血栓性静脉炎等，甚至诱发败血症、毒血症，危及生命安全。

额头长瘊子，治疗偏方真不少

记得有一次，我的一个朋友带着她8岁的女儿兰兰来给我拜年。偶然之间，我发现兰兰的额头上有几个瘊子，好像一个个小肉球，不过都不大。仔细一问才得知，朋友早就发现女儿额头的肉球了，可是问了好几个医生，都不知道怎么去治。朋友还说，女儿因为额头的这几个肉球没少让学校里的同学嘲笑，常常因此哭着跑回家，做妈妈的也很是无奈。

我给朋友推荐了几个治疗瘊子的偏方：马齿苋汁、鲜蒲公英汁、大蒜汁涂擦，根据需要选择其中的一个偏方就可以了。

朋友回家之后给兰兰涂了些马齿苋汁，连续涂抹两星期之后，朋友打电话告诉我，兰兰额头的瘊子已经全好了。

额头长瘊子的原因

瘊子是民间对丝状疣、指状疣、扁平疣、跖疣、尖锐湿疣的统称，其专业术语为寻常疣，中医称其为千日疮，是病毒感染所致的皮肤病。瘊子容易出现在面部和手背。起初在正常皮肤上长出针头大小的丘疹，

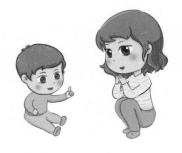

慢慢地长至黄豆大小，甚至更大，边界清楚，表面干燥、粗糙，乳头样增生，高低不一，强行剥离容易出血，数目不一；最开始是一个，自身接种之后会慢慢增加数目。

疣体呈细丝状突起，顶端角化的是丝状疣，多出现在颈部、眼睑，多单发；疣体表面呈参差不齐的指状突起为指状疣，多出现在面部；发生在足底及其边缘的寻常疣统称跖疣。

中医认为，寻常疣为肝失调养，血枯生燥，发于肌肤，又兼风毒之邪相乘，致血瘀，肌肤不润，应当从养血润燥、清热解毒两方面着手治疗。

祛瘊小验方

马齿苋汁：取干马齿苋100克、紫草20克放入锅中，加适量清水煎汁，清洗患处；同时用马齿苋药渣外敷患处，每天4～6次，每次敷10～15分钟，一星期为1个疗程。通常连续用1～2个疗程就能痊愈。也可直接用鲜马齿苋擦涂患处至潮红，每天涂两次，连续涂10天。

鲜蒲公英汁：取新鲜蒲公英100克，折断花茎流出乳白色液体，蘸液体在瘊子生长处反复涂抹，每天涂1～2次，连续涂10天左右。

大蒜汁：取大蒜瓣切成小块，用切口处涂擦长瘊子处，至瘊子消失。

偏方其实不神秘

马齿苋有清热利湿、解毒消肿、止渴利尿之功；紫草苦寒，入心包经、肝经，凉血解毒，有消炎、抗肿瘤作用。马齿苋与紫草合用，内服或捣汁外敷能治痈肿。鲜蒲公英味甘微苦、性平，入脾经、胃经和肾经，有清热解毒、消肿散结之功。大蒜味辛甘、性温，归脾经、胃经和肺经，有杀毒止痒之功。

孩子患上过敏性皮炎，试试地骨皮乌梅汤

　　记得有一次，一位女士领着一个 7 岁的小男孩来诊所看病。小男孩大大的眼睛，浓浓的眉毛，皮肤白皙，可就是脸上长有很多红色斑点。孩子的妈妈一脸焦急，问我有没有办法帮孩子治疗。

　　我看了看，发现孩子的脸上有很清楚的红斑，面颊、眼睛周围有米粒大小的红点，少数地方出现水疱和糜烂。我问孩子痛不痛，孩子摇了摇头，说了句："很痒。"

　　我又转过头去问孩子的妈妈："孩子以前发生过过敏吗？家里大人有没有过敏的？"孩子的妈妈略微思索了一会儿，回答说："我曾经出现过过敏，但是好了之后就再也没有复发过。"

　　由此我断定，孩子出现的是过敏性皮炎。我并没有给孩子开什么抗过敏的药物，而是给他推荐了一款药膳——地骨皮乌梅汤。

　　并且，我还嘱咐那位女士回去之后让孩子多喝些牛奶，吃些淡水鱼、豆制品、新鲜果蔬，提升皮肤抵抗力；尽量少吃或不吃咸水鱼、虾、蟹等容易导致过敏的食物；不能用太热的水洗脸，防止刺激皮肤，也不能使用香皂。

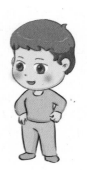

过敏性皮炎的原因

　　小儿过敏性皮炎为接触过敏性抗原导致的皮肤过敏反应，主要为人体接触某些过敏原之后导致的皮肤红肿、发痒、

风团、脱皮等症。过敏原可分成接触过敏原、吸入过敏原、食入过敏原、注射入过敏原四类。每类过敏原都可能引起相应过敏反应，主要表现包括皮炎、湿疹、荨麻疹。出现过敏性皮炎的时候，要尽快找出过敏原因，做好护理，及早治疗。

治过敏性皮炎小验方

地骨皮乌梅汤：地骨皮、夜交藤各 10 克，乌梅 6 克，公丁香 2 克，白芍药 5 克，一同放入锅中，倒入适量清水煎汁。每天服 1 剂，早、晚各服 1 次，连服 3 天。

偏方其实不神秘

地骨皮乌梅汤有祛风止痒之功，适合过敏性皮炎的患儿服用。方中地骨皮味甘、性寒，归肺经、肝经和肾经，有凉血除蒸、清肺降火之功，常用于治疗阴虚潮热、骨蒸盗汗、肺热咳嗽、咯血、衄血、内热消渴等症；夜交藤可养心安神、通络祛风，治疗失眠、劳伤、多汗、血虚身痛、风疮疥癣等症；丁香味辛、性温，入肺经、脾经、胃经和肾经，有温中、暖肾、降逆之功，能够治疗呃逆、呕吐、反胃、痢疾、疝气、癣症等。

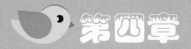 第四章

五官疾病小偏方，
保护"爱面子"的小朋友

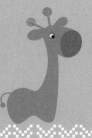

蝉柏射干水泡脚，口腔溃疡马上好

杰杰今年 5 岁，已经上幼儿园中班。前几天，妈妈突然发现杰杰吃饭的时候没有胃口，开始没在意，可眼看着杰杰的小脸消瘦下去，妈妈有些着急。

看到孩子什么都不愿意吃，妈妈就带着孩子来到诊所。我问杰杰哪里不舒服，杰杰指了指嘴巴，我赶忙扒开孩子的嘴，发现他的嘴里长满了溃疡。

我问杰杰的妈妈他最近吃了什么，她想了想说："前一段时间正赶上过节，家里整天大鱼大肉，有肉的时候，杰杰几乎不吃青菜。"听到她这些叙述，我大概明白了，孩子的口腔溃疡主要是过食肉类、油炸食品而致，通俗地说就是上火了。

大人上火吃些清热解毒药即可，可孩子上火就不能再吃这样的药了，因为孩子的脾胃娇嫩，吃这样的药易伤脾胃，导致腹泻，所以我给她推荐了一个简单的方法：蝉蜕 5 个，黄柏、射干、竹叶、生地各 10 克，倒入 1000 毫升水，煮 20 分钟左右，放温后给孩子泡脚，每天 1 次，至痊愈。同时嘱咐她，每天用金银花泡水，让孩子漱口，辅助治疗

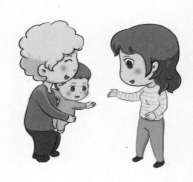

溃疡。告诉她回去之后让孩子多吃些新鲜果蔬，尤其是绿叶蔬菜，为孩子补充维生素 B_2。杰杰的妈妈回家之后按照我教给她的方法操作，没过几天，杰杰的口腔溃疡就痊愈了。

口腔溃疡的原因

口腔溃疡为发生于口腔黏膜上的浅表性溃疡，呈米粒到黄豆大小，圆形或卵圆形，溃疡面内凹，周围充血；吃饭、说话的时候会产生疼痛感。虽然通常一两个星期内即可自愈，可最让人烦恼的是口腔溃疡的反复发作。口腔溃疡的诱因很多，包括缺乏维生素、精神紧张、吃了上火的食物等。对于孩子来说，多数疾病都和吃有关。

孩子的脾胃功能较弱，虽然能吃下很多食物，但不一定能顺利消化，转化为营养物质，这些食物大都未经过脾胃消化就化为了郁热，热邪灼伤口腔，诱发口腔溃疡。

治口腔溃疡小验方

蝉柏射干水：蝉蜕5个，黄柏、射干、竹叶、生地各10克，倒入1000毫升水中，煮20分钟左右，放温后泡脚20分钟，每天1次，至痊愈。

偏方其实不神秘

蝉蜕有疏散风热之功，黄柏可清热燥湿，射干清热解毒，竹叶清心火，生地清肾火，引火归元。五药合用，治疗口腔溃疡。

腮腺肿很苦恼，好药试身手

记得有一次，一位妈妈带着 5 岁的孩子来诊所。那位妈妈告诉我，孩子平时的身体状况还不错，可是最近几天孩子的脸突然肿了起来，现在疼得不愿意张嘴吃饭了。

孩子的妈妈非常着急，让我给孩子开些药缓解孩子的疼痛。我摸了摸孩子的腮腺，感觉肿胀处有些发热，我一碰他就躲躲闪闪。

很明显，孩子患的是腮腺炎。孩子妈妈说，孩子在患此病前两天就开始胃口变差，而且耳下疼痛。我嘱咐孩子的妈妈，最好让孩子吃些流质食品，还可让孩子吃些有清热解毒之功的绿豆汤、藕粉、白菜、萝卜等。

我让孩子妈妈回去之后将仙人掌削掉外皮，切成和肿胀处面积大小相同的薄片，敷于患处，每天敷 3 次。我又嘱咐她回去之后给孩子熬些板蓝根银花汤，每天 1 剂，分成 3 次服用，连服 5 天。

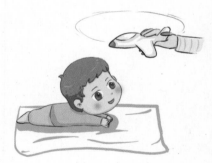

大概一个星期后，孩子妈妈打电话给我，告诉我孩子的症状基本消失。

 ### 腮腺肿的原因

小儿腮腺肿为腮腺炎病毒导致的急性呼吸道传染病，儿童为易感人群。腮腺炎虽然并非什么严重疾病，不过对于腮腺炎所致的并发症必须提高警惕。最初发病时，患儿耳下部位突然肿大，少数患儿腮腺肿大前 1 ~ 2 天有发热。肿胀以耳垂作为中心，之后向四周扩散。肿胀处皮肤表面通常不红，触摸有压痛，用力张口咀嚼会加重疼痛。此病并发症包括脑膜炎、睾丸炎、急性胰腺炎等。腮腺肿大通常持续 4 ~ 5 天会慢慢消退，周身不适症状也会慢慢减轻。通常情况下，腮腺炎患儿可顺利康复，不过少数患儿会出现并发症。

治腮腺肿小验方

仙人掌鲜敷：将仙人掌削掉皮、刺，切成和肿块面积大小相同的薄片，敷于患处，每天敷 3 次。

板蓝根银花汤：板蓝根、金银花各 15 克，紫草 10 克，一同放入锅中，倒入适量清水煎汁。每日 1 剂，分 3 次服用，服 3 ~ 5 天。

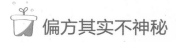

偏方其实不神秘

仙人掌味淡、性寒，有行气活血、清热解毒、消肿止痛之功，外用能治疗腮腺炎。板蓝根银花汤中的板蓝根有抗病毒之功；金银花性寒、味甘，入肺经、心经和胃经，能清热解毒、抗炎；紫草可凉血解毒。

腮腺炎会导致患儿张口疼痛，因此患儿的胃口一般不好。为了促进患儿及早恢复健康，家长应当精心调理孩子的饮食，多给孩子吃流食、半流食，比如稀粥烂饭，多喝温开水、淡盐水，确保水分供应充足，进而促进腮腺管管口炎症消退；吃酸性食物会促进腮腺分泌，加剧疼痛，所以患儿一定要忌食酸性食物、饮料；尽量避免吃鱼、虾、蟹等发物；还要避免吃辛辣、肥甘厚味等助湿生热之品；避免让孩子吃不容易消化的食物。

龋齿疼痛，穴位帮忙

杨杨今年 6 岁了，虽然还没换牙，但已经有好几颗牙黑掉了，常常牙痛。我告诉杨杨的妈妈，孩子已经长蛀牙了。

杨杨的妈妈告诉我，杨杨非常喜欢吃甜点，虽然知道甜食会损伤孩子的牙齿，可孩子撒起娇来谁也没有办法，如今后悔已经来不及了。

我给杨杨妈妈推荐了一个缓解孩子牙痛的方法：掐按孩子的合谷穴，每分钟掐 30 次即可。

有些家长认为乳牙早晚会掉，所以不怎么重视孩子乳牙的保养，其实这种观念并不正确。因为乳牙出现问题后，势必会影响到恒牙的生长。因此家长要让孩子从小养成认真刷牙的好习惯。

怎么就龋齿了

随着人们生活水平的提高，酸奶、蛋糕、饼干、果汁等甜点、甜饮陪着孩子成长，孩子很容易患上龋齿。

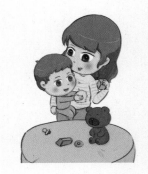

虽然各种奶制品营养丰富，但也会损伤牙齿，尤其是酸奶。酸奶中的乳酸杆菌容易和唾液中的食品残渣混合在一起，黏在牙齿表面和牙槽内形成菌斑，易导致牙釉质表面脱钙、溶解，诱发蛀牙。经常喝酸奶的孩子患龋齿的概率更大。

甜食黏附于牙面上，为牙菌斑内的致龋齿菌提供充足的养分，其代谢后产生的有机酸有非常强的致龋齿性。

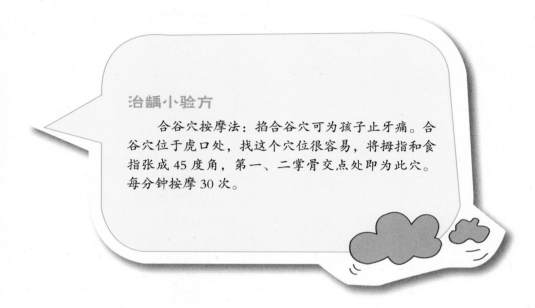

治龋小验方

　　合谷穴按摩法：掐合谷穴可为孩子止牙痛。合谷穴位于虎口处，找这个穴位很容易，将拇指和食指张成45度角，第一、二掌骨交点处即为此穴。每分钟按摩30次。

偏方其实不神秘

　　按摩合谷穴有镇静止痛、通经活络、解表泄热之功，能够很好地缓解牙痛。

　　要注意，孩子食用柑橘类食物、饮料，30分钟之后再刷牙。因为水果里面的柠檬酸会暂时削弱牙釉质，使得牙釉质变得脆弱，此时刷牙会严重损伤牙齿。坚果、洋葱、香菇等均可保护牙齿，可以适当让孩子多吃些。

密蒙花蝉蜕水，巧治结膜炎

欣欣是周奶奶的孙女，今年刚 1 岁多。前几天的一个下午，周奶奶突然抱着欣欣来到诊所。她告诉我，欣欣最近常常揉眼睛，眼白发红，眼屎很多，这些天眼睛一直怕光，还一直哭。

经过一番检查，我断定孩子患上了结膜炎，即我们通常所说的红眼病。我给周奶奶推荐了一个偏方：密蒙花蝉蜕水。

孩子采用此法治疗两天之后，症状就得到了缓解。我嘱咐周奶奶，回去之后除了要用药水熏洗孩子的双眼，还应当对孩子每天接触的玩具进行清洗和消毒。

结膜炎的原因

红眼病多发生于春秋季节。西医认为，结膜炎为病毒、细菌、过敏原等所致，若孩子的眼睛不适，并且伴随着咳嗽、发烧等症，多为病毒感染所致。对于新生儿来说，细菌性结膜炎最为常见，出现此类结膜炎最好及时去看医生。

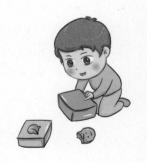

过敏性结膜炎通常发生于特定季节，而且反复发生。主要表现为眼痒、异物感、干涩等，有的孩子会伴随着过敏性鼻炎、哮喘、过敏性皮炎等症。

治结膜炎小验方

　　密蒙花蝉蜕水：将 5 只蝉蜕清洗干净，倒入 500 毫升清水烧沸，开小火煮 10 分钟，之后放入密蒙花 10 克、青葙子 10 克再煮 10 分钟，放温后洗眼、敷眼，每天两次，连洗两天。

偏方其实不神秘

　　密蒙花、青葙子、蝉蜕合用有祛风、凉血、润肝、明目之功，能够有效改善目赤肿痛，有效治疗病毒性结膜炎，对过敏性结膜炎也有一定的效果。防治过敏性结膜炎的时候除了要熏洗，还应当尽量避免接触过敏原，如花粉、尘螨、动物毛发等。

　　红眼病是一种传染性疾病，通过接触传染，如果接触红眼病患者，或者用了他们用过的毛巾、脸盆、书籍、键盘、玩具等，均可能被传染上。一旦家里有孩子出现这种病症，家长应当让孩子卧床休息，保持室内通风，室内光线不能太亮，以免孩子受光线刺激而导致眼痛、流泪，加重病情。

　　在此提醒家长们注意，此病感染期不能用热水敷眼，热敷会使结膜囊肿温度上升，加速细菌繁殖。眼睛充血严重、有灼烧感的时候，家长应适当对其进行冷敷，促进血管收缩，减轻充血、疼痛。此外，红眼病患儿还应当清淡饮食，多食新鲜果蔬，保持大便畅通，尽量不要让孩子吃发物，如牛羊肉、虾蟹等，因为此类食物易动风生火，阻碍红眼病之恢复。

　　一般情况下，护理得当，注意卫生，此病 1 ~ 2 周即可痊愈。这段时间内家长应当密切关注孩子的体温，看看孩子是否发烧，或淋巴结是否肿大。若孩子的体温超过 39℃，应当立即送孩子到医院诊治。

口腔疱疹不要慌，试试这款小偏方

强强今年 4 岁了，是刘阿姨的孙子。昨天强强突然发高烧，烧退之后，嘴角旁长出了很多水疱，喝奶、吃饭的时候疼痛难忍，哇哇大哭。以前活泼可爱的强强已经不像之前那样爱说爱笑了，变得烦躁不安。刘阿姨说，一定是口腔疱疹惹的祸。我看了一下，强强患的确实是疱疹性口腔炎。

我给刘阿姨推荐了一个偏方：冰片 5 克，板蓝根、吴茱萸、乌药各 10 克，捣成粉末状，用醋调和，敷到脚心处，每天换 1 次，至痊愈。

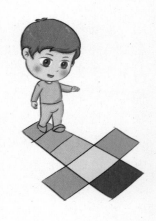

大概一个星期之后，强强嘴角的水疱就消失了，精神头也不错。我告诉刘阿姨，虽然强强已经有好转的迹象，但还是应该密切观察孩子的状况。不能小看疱疹性口腔炎，它属于全身性疾病，有时身体其他地方也会长疱疹。

口腔疱疹的原因

疱疹性口腔炎通常发生在发热之后，主要为病毒引发，通常 1 ~ 2 周之后会逐渐痊愈。疱疹性口腔炎容易出现在 5 岁以下的孩子身上，特别是 6 个月到 2 岁的孩子最为常见。孩子抵抗力下降的时候很容易被病毒侵袭。

治疗口腔疱疹小验方

　　冰片吴萸粉：冰片5克，板蓝根、吴茱萸、乌药各10克，捣成粉末状，用醋调和，敷到脚心处，每天换1次，至痊愈。

偏方其实不神秘

　　吴茱萸、乌药散寒止痛；板蓝根清热解毒，凉血消肿；冰片凉血消肿，去腐生肌。

　　若孩子反复出现此类病症，家长应当多给孩子吃锌含量丰富的食物，如牡蛎、果仁等；或是在医生指导下补充锌元素；同时让孩子多吃些B族维生素含量丰富的食物。

　　最后提醒家长们注意，如果孩子连续好几天高烧，精神状态不佳，应当及时将孩子送医院治疗。

孩子得麦粒肿，野菊花显神功

记得有一年春天，我带着外甥女在公园玩耍，突然，旁边有个小女孩儿吵着说眼睛又痒又痛，女孩儿的妈妈赶紧扒开孩子的眼睛，我和外甥女也凑了过去，只见那女孩儿的下眼睑肿了起来，长出个硬疙瘩。我告诉孩子的妈妈，别让孩子再触碰患处了，孩子长的是麦粒肿（睑腺炎），也就是俗称的针眼。我给孩子的妈妈推荐了几个方法，让她回去之后给孩子试试。

麦粒肿初起，用清洗、消毒过的湿毛巾热敷即可，不过热敷温度不能太高。热敷可扩张血管，改善局部血液循环，促进炎症吸收。在水中加点盐效果更佳，因为淡盐水可消炎止痛。不过，如果已经有化脓趋势，则不能再热敷了。

中医治麦粒肿有一个小偏方，是在麦粒肿初起时，用野菊花和珍珠粉泡水敷洗患处，连敷 2 天，敷洗的时候要注意不能让药液进入眼内。

有的孩子长麦粒肿之后会用手去挤，这样做是很危险的。我们的眼下静脉和海绵窦相交通，眼睑化脓一旦挤压，细菌易通过静脉回流到海绵窦，诱发严重后果。若麦粒肿发展至后期，红肿会慢慢扩大，几天之后，硬结顶端会出现黄白色脓点，破溃之后流出脓液，此时应当到医院让医生消毒，同时进行后期处理。

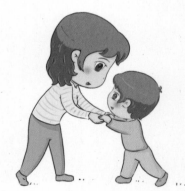

麦粒肿的原因

一般情况下，麦粒肿会在短时间内形成，此时眼睑会感觉到痒，伴随着灼痛感。麦粒肿为睫毛毛囊附近皮脂腺或睑板腺处急性化脓性炎症，大都为金黄色葡萄球菌感染，为儿童常见眼病。健康人能很好地防御外界病菌侵袭，因此眼睑不易受细菌感染，儿童本身抵抗力就差，若哭闹或玩耍时常用脏手揉眼，细菌趁机进入眼内，诱发麦粒肿。

中医认为，此病主要是由于饮食不当，致使脾胃积热，热毒上攻眼睑，进而发病。

治麦粒肿小验方

野菊花敷洗：野菊花8朵，珍珠粉0.3克，放到干净的容器中，倒入500毫升沸水，泡10分钟后，用其敷洗患处。注意，不能让药液进入眼内。连敷两天。

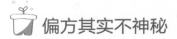

偏方其实不神秘

野菊花有清热解毒、消肿明目之功，珍珠粉清肝、凉血、明目。麦粒肿通常会反复发作，平时注意眼部卫生，才能有效预防。

中耳炎，试试穴位按压加吹耳

毛毛是与我同小区的梅阿姨的外孙。去年夏天，天气炎热，梅阿姨心疼孙子，就开了一晚上空调，谁知第二天毛毛就感冒发烧了。后来孩子烧退了，可到了晚上，孩子突然又哭又闹，双手捂住耳朵，说自己耳朵疼，这下可把梅阿姨急坏了，大晚上抱着孩子来到诊所。经过一番检查后，我断定毛毛患上了中耳炎。

梅阿姨一听是中耳炎，赶紧问我："会不会影响到孩子的听力啊？"我告诉梅阿姨："没事的，孩子的中耳炎发现及时，不会影响听力，我给你开一瓶利福平眼药水，每天滴 3 次，每次滴 2 滴。"

回去之后，梅阿姨给毛毛试用了两天眼药水，毛毛的疼痛已经明显得到缓解。其实除了这个方法，还可用王不留行籽按压列缺穴。若中耳炎已经较为严重，可把鱼脑石、冰片研成粉末，轻轻吹到耳朵中。操作过程中，父母可用消毒棉球轻柔地清洁孩子的外耳道和自己的双手。

中耳炎的原因

小孩咽鼓管尚未发育完全，感冒时，鼻涕、细菌易通过咽鼓管逆行入耳，进而诱发中耳炎。多数孩子的中耳炎都由感冒引起。孩子患上中耳炎之后，最主要的表现就是耳朵痛。

孩子年纪还小，通常不会表达自己的不适，只是一味地哭闹、烦躁不安、揪耳朵，

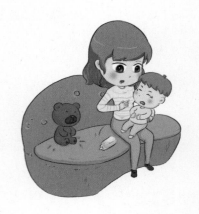

父母这时候要警惕孩子是不是患上了中耳炎。父母可以检查孩子的耳朵，看看是否有脓性分泌物，正常人的耳道应该是干燥的。

治中耳炎小验方

王不留行籽按压列缺穴：取适量王不留行籽，按压在列缺穴（位于腕横纹上 1.5 寸，靠近大拇指一侧）上，5 分钟即可。

鱼脑石、冰片吹耳：取 10 克鱼脑石、8 克冰片，碾碎之后压成粉末状，调和均匀，轻轻地吹到耳朵中，每天两次。连用两天。

偏方其实不神秘

王不留行籽按压列缺穴能缓解疼痛。列缺穴可治疗头颈部疾病，还能够很好地缓解耳内疼痛。

鱼脑石是石首鱼科动物大黄鱼或小黄鱼头骨内的耳石，有消炎之功；所添加的冰片有清热止痛之功，还可促进鱼脑石整体药性的渗透，充分发挥其药效。

多数孩子的中耳炎只要及时治疗，不会影响听力，所以父母不用太过担心。但是提醒家长们注意一点，化脓或疼痛等症状消失并不等于说孩子的中耳炎就痊愈了。如果发现孩子看电视的时候把声音开得很大，或是对旁人的呼唤声反应迟钝，或是上课时不能集中注意力等，均说明孩子中耳炎尚未完全恢复。感冒不仅会诱发中耳炎，还会导致其他并发症。因此，孩子患感冒后要及早治疗。若孩子鼻塞严重，睡觉的时候要把孩子的头垫得高一些。若冬季室内温度很高，应该安装加湿器，以免空气干燥导致鼻腔干燥、发炎，累及耳朵。

平时要避免让孩子躺着吃奶，应该稍微抬高孩子的头部，以免奶水由耳咽管流入中耳，诱发中耳炎。

擤鼻涕的时候尽量避免两个鼻孔一同擤，因为这样容易诱发分泌性中耳炎。应该按着一侧擤另一侧，以减轻咽鼓管压力，还可借助滴鼻剂减轻鼻塞。

当外界产生巨大的声音时，家长应当让孩子捂住耳朵、张大嘴巴，防止巨大的声响冲击孩子的耳膜。此外，不能让孩子经常戴耳机，这样会损害孩子的听力。

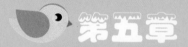

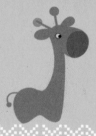

第五章

调理肠胃小偏方，
保证孩子身体壮

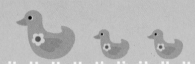

莱菔子按压穴位，调理孩子胃口差

孩子吃不下东西，家长急得团团转。前几天，张婶的小外孙伟伟突然吃不下东西，全家人急得跟什么似的。张婶告诉我，伟伟的胃口一直非常好，比同龄的小朋友都能吃，最近却突然胃口不佳，而且还打嗝儿，我摸了摸孩子的肚子，有些微微发烫。我问张婶："孩子这两天大便了吗？"张婶说："没有啊，而且孩子最近的精神也不太好。"通过张婶的描述和我的诊断，我断定孩子出现的是食积。

我嘱咐张婶，回去之后不要再给孩子吃过多的食物了，以免加重孩子的食积，辛辣刺激、油腻之品更要慎食。

出现食积后，应当及时调理孩子的脾胃，可用莱菔子贴压孩子的足三里穴、中脘穴。我嘱咐张婶莱菔子不能用太多，只要孩子可以顺利排便，肚子不烫了，即可停止使用，因为莱菔子有泄气之功，用得太多会导致孩子气虚。

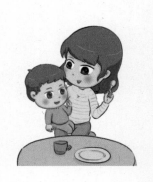

3天之后，孩子的妈妈带着他来复诊，告诉我孩子大便通畅了，胃口也好转了。除了用莱菔子贴敷穴位，还可配合捏脊，非常适合6个月到7岁的孩子。若孩子背部皮肤有破损或患有皮肤病、高热等，则不适合捏脊。

胃口差的原因

很多家长都有这样的误区，看到孩子能吃能喝就开心得合不拢嘴，认为这才是健康的表现。其实孩子的肠胃非常脆弱，消化系统功能尚未发育完全，吃得太多或是吃些凉东西，则很容易食积。孩子食积会腹胀、便秘、胃口差，甚至呕吐、发热。

增强食欲小验方

莱菔子贴压足三里：取适量莱菔子贴压在足三里穴、中脘穴（胸骨下端和肚脐连接线中点）上，每次4～6小时，每天1次。

捏脊：让孩子面朝下平卧，用双手拇指、食指、中指捏脊柱两侧，随捏随按，从下到上，从上到下，捏3～5遍，每晚1次。

偏方其实不神秘

莱菔子即萝卜的种子，有消食除胀之功。中脘穴位于人体上腹部，胸骨下端与脐连线之中点，可治疗消化系统疾病，如腹胀、便秘、食欲缺乏等。足三里穴也可改善上述症状。捏脊可疏通经络，调理脏腑和脾胃。

车前粥，预防小儿急性腹泻脱水

记得有一天晚上，一位女士急匆匆地带着孩子来到诊所。原来，孩子吃坏了东西，一天下来已经拉了五六次肚子，而且大便非常稀。

我看那孩子三四岁的模样，面色青白，精神萎靡，舌淡、苔白腻，脉细弱。我问孩子的妈妈："孩子小便多吗？"那位女士回答道："不多。"我对孩子进行了一番检查，之后安慰她说："孩子暂时没有危险，回去之后你先喂孩子喝点淡盐水，以免孩子脱水，之后给孩子熬些车前粥喝。"

孩子的妈妈回家之后按照我教她的方法操作，第二天复诊的时候她告诉我，孩子昨天晚上腹泻的次数就减少了，尿量也增多了，睡眠时间变长了。我嘱咐她回去之后继续给孩子喝车前粥。第三天孩子的急性腹泻已经痊愈。

急性腹泻的原因

小儿腹泻为儿科常见病、多发病，容易发生在夏秋季节。孩子在夏秋交替的时候贪食冷饮或瓜果，很容易刺激到脾胃，而脾胃受伤之后，则容易发生腹泻。小儿腹泻的病理主要为外感风寒、内伤饮食、脾运失常、清浊不分所致。

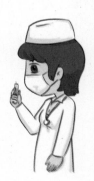

孩子是纯阳之体，阴常不足，而腹泻不止很容易伤阴。孩子一天之中多次拉水样便，若不及时治疗，可能会导致严重后果。因此，止泻涩肠很重要，治疗的过程中应当将健脾利湿放在首位。

治急性腹泻小验方

　　车前粥：取车前子 30 克，熬煮 20 分钟左右过滤取汁，放入淘洗干净的大米 50 克，鲜山药 10 克熬粥，连服两天。

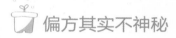

偏方其实不神秘

　　车前子味甘、性寒，归肾经、膀胱经、肝经和肺经，有利水清热、止泻、清肝明目、清肺化痰之功，可利小便、实大便，并且利尿的过程中不会伤阴。此粥有清热祛湿、利尿之功，适合小儿急性腹泻伴小便少。但是要注意，车前子性寒，内伤劳倦、阳气下陷、内无湿热的儿童慎服。山药有滋养强壮、助消化、敛虚汗、止泻之功效，主治脾虚腹泻、肺虚咳嗽等。此粥只适合急性腹泻的孩子，不能长时间服用。孩子脾常不足，停服此方之后应当让孩子吃些补脾益气的食物。

木香升麻配鸡蛋，养好孩子的胃口

记得有一年过年回家，正巧同村的王奶奶带着孙女秀秀来家里串门，小姑娘长得很清秀，身材纤细。闲聊之际我才得知，秀秀平时进食很少，而且有些便溏。我看到孩子比较瘦小，鼻梁上有青筋，断定是脾胃虚弱导致的胃口不好。

我给王奶奶推荐了一个偏方木香升麻烤鸡蛋，让她回去之后如法炮制，每天让孩子吃 1 次，3 岁以下的孩子隔天吃 1 次，适当减少药量。

我还嘱咐王奶奶回去之后经常给秀秀做些枣泥山药糕来吃。

孩子吃饭不香的原因

孩子的多数疾病一般都为脾胃虚弱所致，这是小孩生理条件所决定的，治疗的时候应当从健脾益气、助运化湿入手。

对于脾胃虚弱、经常腹泻的孩子，应该晚一个月添加辅食，先添加米汤、米粥等，之后是米粉，最后是蛋黄和其他食物，水果等尽量不要添加太早。

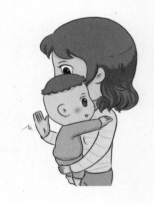

对付孩子吃饭不香的小验方

木香升麻烤鸡蛋：取木香 5 克、升麻 8 克，一同研成末状；取一个鸡蛋，在鸡蛋一头敲个小洞，将药粉调入鸡蛋内，之后将调好的鸡蛋连壳一起放到打湿的草纸内，包裹好后放到火旁慢慢烤熟即可食用。

枣泥山药糕：取一小节山药，先将山药去皮蒸熟，之后用勺子将其碾成泥，加入面粉、茯苓粉、适量白糖调匀，搓成山药面团，分成大小适中的若干块；取出两个面团，分别擀压成手掌厚，切成大小相同的正方形，其中一块面团上铺好枣泥，另一块面团压在上面，放到锅中蒸 15 ~ 20 分钟即可食用。

偏方其实不神秘

升麻可升举脾胃阳气；木香可引药入脾经。木香为温燥之品，因此用量宜轻不宜重。

山药味甘、性平，有补脾益肾、养阴生津之功，可以很好地补益脾胃之气；茯苓味甘淡，主要功效是利水渗湿、健脾补中、宁心安神；枣泥可健脾胃，安心神。因此，枣泥山药糕能够辅助治疗脾胃虚弱、食少、腹泻等。枣泥山药糕可作为孩子的零食，常食大有益处。

瞿麦五倍子泡脚方，调养经常性腹泻

宝儿已经一岁半了，平时身体还是不错的，但她妈妈对我说，不知道是否因为天气太炎热，孩子最近吃不下东西，一吃东西就拉肚子，排泄物如同黄水一样，里面还有没消化的食物。孩子最近一直无精打采的，并且爱哭闹，晚上睡觉也不安分，早上给孩子冲调了一些奶粉，却发现孩子又拉稀了！

我对孩子妈妈说："这一段时间先不要让孩子喝奶粉，此时喝奶粉容易加重症状，可以先喂一些淡盐水。"根据孩子妈妈所叙述的症状，我断定孩子是湿热型腹泻。我给孩子的妈妈提供了治疗不同症型腹泻的方子，让她按湿热型腹泻的方子给孩子泡脚。

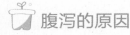 腹泻的原因

孩子发生腹泻，一方面与外部因素有关（夏季高温，细菌极易滋生，易引发腹泻）；另一方面，孩子胃肠道免疫力较弱，消化能力不强。

在这里要提醒家长们，夏季时节一定要关注孩子的饮食健康，难以消化、生冷、刺激的食物绝对不要喂孩子吃，以便减少孩子胃肠道的负担。另外，孩子使用的奶瓶必须要经常消毒。

止泻小验方

＜湿热型腹泻＞

取乌梅 5 颗，在温水中浸泡 15 分钟，捣碎后放入五倍子 10 克，加入 1500 毫升的水煮 15 分钟。然后再加入瞿麦 10 克、炒薏米 40 克，再煮同等时间即可。待水温合适时给孩子泡脚，每次 20 分钟，一日两次。

＜寒湿型腹泻＞

若患儿舌淡苔白，粪便清稀，可判断为寒湿型腹泻。用小茴香、吴茱萸各 20 克，与一定量食盐混合，翻炒 8 分钟，晾温之后将其敷在神厥穴上，每日换 1 次，一般 3 天左右腹泻问题就能得到解决。

＜食滞性腹泻＞

大多由消化不良引起，经常会出现腹痛、腹胀、恶心、上吐下泻等症状。此时不妨将鸡内金、茯苓制成粉末，取少量熬粥食用，连服两天，能有效治疗食滞性腹泻。

 偏方其实不神秘

在治湿热型腹泻的方子中，乌梅对脾虚引起的久泻、呕吐有缓解作用；五倍子能涩肠止泻；瞿麦主要的作用是清湿热、利小便；炒薏米能清热利湿。

南瓜子帮你除掉肠道内的蛔虫

我的小外甥是个非常调皮好动的孩子，可就在前一阵子，姐姐突然打电话给我，说小外甥这几天精神状态不怎么好，嚷嚷着肚子疼，最开始还以为是贪食冷饮导致的，可是有一次，姐姐给小外甥擦屁股的时候，发现他的大便中有条细小的白虫，于是打电话问我小外甥是不是患上了肠道寄生虫病。

根据症状，我断定小外甥肚子中长了蛔虫。姐姐问我用不用给小外甥开些打虫药，我告诉她不用吃药，因为驱虫药有一定的毒性，可以让孩子吃南瓜子。和吃药相比，此法很方便，而且没有副作用，炒熟的南瓜子口感香脆，孩子喜欢吃，同时服用槟榔水。

出现寄生虫的主要原因

寄生虫疾病主要为饮食不洁所致，小孩子一般缺乏卫生意识，容易将寄生虫带进体内，它们依附在大、小肠上，吸食孩子体内的营养物质，这也是导致很多孩子吃的多却不长肉的重要原因之一。寄生虫越长越大，大到一定程度便随粪便排出，即我们平时所说的拉虫子。严重肠道寄生虫患儿还会出现营养不良、贫血、发育迟缓、智力发育欠佳等。因此，父母千万不能小视寄生虫病。如果孩子出现肚子疼、磨牙、睡眠质量下降、肛门瘙痒，或面色差，精神不佳，或兴奋不安等，此时，家长应当考虑孩子是否罹患寄生虫病。

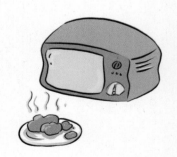

驱虫小偏方

　　将南瓜子剥开，用小火炒熟，空腹时吃下即可，每天30克左右。取槟榔10克，煮水1000毫升，频服。3～5天即可有效驱虫。

偏方其实不神秘

　　南瓜子可祛除蛔虫、蛲虫、绦虫、钩虫等，且无毒副作用。南瓜子富含脂肪、蛋白质、B族维生素、维生素C等营养物质，日常保健可食。不过加工过的南瓜子不要让孩子多吃，因为其盐分、热量很高，吃太多容易上火。槟榔味苦辛、性温，归胃、大肠经，驱虫、消积、行气，还有利水和截疟功效；其驱虫谱广，对绦虫、蛔虫、蛲虫、钩虫、姜片虫等肠道寄生虫都有驱杀作用，可用于多种寄生虫病。

　　两三个星期之后，姐姐跟我说现在小外甥的肚子已经不痛了，可见虫子已经被打掉了。我告诉姐姐，想要长期预防寄生虫病，应当培养孩子良好的卫生习惯，让孩子养成饭前便后洗手的好习惯；吃生鲜果蔬的时候要将其清洗干净。尽量避免让孩子在地面上做游戏，尤其是不能让孩子一边玩耍一边吃食物。家长做饭时应当准备两块砧板，将生食和熟食分开，千万不可用切完肉的砧板来切青菜、做凉菜，这样生肉上的微生物易进到凉拌菜内。

孩子便秘真痛苦，番泻决明煎水泡脚效果佳

　　记得有一次，一位年轻的妈妈带着 5 岁的女儿来到诊所，她告诉我，自己的孩子常常便秘。现在严重到孩子都不敢排便了，一排便就哇哇大哭。有时候即使排便，也只能挤出一点点，给孩子擦屁股的时候还会发现卫生纸上沾有血迹。

　　年轻的妈妈满脸愁容，我问那位妈妈："孩子平时吃饭怎么样？"孩子的妈妈说："孩子平时有些挑食，不喜欢吃青菜。"

　　孩子的妈妈问我给孩子吃什么药才好。我说，先暂时别给孩子吃药，因为孩子的肠胃发育尚未完全，药物通便易诱发胃肠功能紊乱，导致腹泻，时间一久则无法自我排便，加重病情。

　　因此，最好的方法就是食疗，应多给孩子吃些富含膳食纤维的食物，如新鲜果蔬。此外，可以用番泻叶水给孩子泡脚，或是在孩子的肛门处注入麻油。

　　孩子的妈妈回去之后依法而行，她告诉我，在用过麻油之后，排便疼痛大大减轻，孩子也不再抑制排便了。

便秘的原因

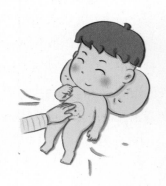

　　便秘对孩子的危害非常大。首先，食物残渣存留于肠道中，不能顺利排出，食欲就会显著下降，吃下去的营养物质也不易被吸收，因此便

秘的孩子易贫血。其次，食物残渣本身含毒素，长时间停留于肠道内，结肠吸收的毒素会越来越多，毒素通过血液流进大脑，会影响孩子的智力发育。

通便小验方

番泻决明水泡脚：取番泻叶 20 克、决明子 20 克，放入 1000 毫升水中熬煮 10 分钟，之后用其泡脚 20 分钟，每天 1 次。

注入麻油：在孩子的肛门处注入麻油。

偏方其实不神秘

番泻叶属攻下药，泄热通便。决明子味苦、甘、咸，性微寒，入肝、肾、大肠经，润肠通便、清肝明目，有缓泻作用。麻油有润燥、解毒、止痛、消肿之功，能够缓解孩子排便疼痛。经常使用开塞露会产生依赖性，无法真正解决便秘。

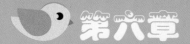

第八章

外伤小偏方，
孩子跑跳不用慌

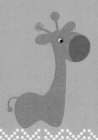

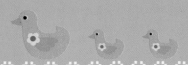

家中常备鲜芦荟，应对孩子烧烫伤

贝贝是张伯伯的孙女，小丫头非常机灵好动，不是上蹦，就是下跳，看到不熟悉的东西常常忍不住伸手去摸摸。

记得有一次，张伯伯约我出去吃饭，刚好也带着贝贝。我和张伯伯都喜欢喝汤，就点了一份紫菜汤。两个人聊天之际，孩子拿着汤勺玩了起来，我们也没注意，贝贝一不小心将汤锅弄翻了，汤水洒在了孩子的手上，贝贝哇哇大哭。我赶忙把贝贝从座位上抱起来，服务员过来收拾残局，饭也没顾得上吃。

我观察了一下贝贝的手，手背被烫得红红的。我赶忙带贝贝到洗手间，用冷水冲手背。正巧我看到饭店的窗台上有一盆芦荟，又取下一片芦荟，剥掉外皮，将芦荟汁涂在贝贝的手背上。经过一番处理，贝贝的哭声终于止住了。

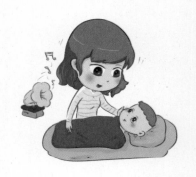

孩子发生小面积烫伤时，轻微烫伤可在家中自行处理。家长先观察孩子烫伤的严重程度，若烫伤部位皮肤红肿，孩子感觉热、痛，但皮肤表面干燥，没有水疱，说明是轻微烫伤，可采用上述方法处理。

如果烫伤之后出现水疱、脱皮，甚至皮肤干燥焦黄，此时则不可自行处理。烫伤面积较大、情况较严重，父母要及时对孩子的烫伤面进行冷水冲洗，之后将其送医院，千万不能自行给孩子涂抹东西。

关于烧伤烫伤

日常生活中，孩子被烫伤后，首先要用冷水冲洗烫伤处，这样可以降低局部温度，减轻疼痛，阻止热力继续损害皮肤创面，冷水冲至创面不再产生剧痛即可。

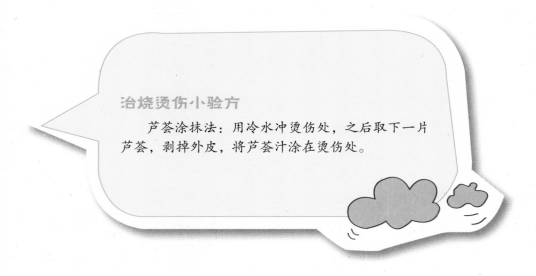

治烧烫伤小验方

芦荟涂抹法：用冷水冲烫伤处，之后取下一片芦荟，剥掉外皮，将芦荟汁涂在烫伤处。

偏方其实不神秘

芦荟中含有大黄素，大黄素有杀菌、镇痛之功。

孩子的好奇心非常强，家长在厨房做饭的时候应当避免让孩子靠近炉火、热汤、热饭等，打火机、蜡烛、热水瓶也应放在孩子看不到的地方。有些烫伤和天然气、热水器使用不当有关，家长们应当禁止孩子自行使用这些设备。

飞虫入耳别担心，几滴食用油就管用

记得有一次，一位年轻的女士带着一个四五岁的小姑娘走进诊所。刚进诊所，孩子的妈妈就对我说："昨天中午我带着孩子去散步，一不留神有只小虫飞到了孩子的耳朵里。我用耳勺帮她掏，却始终没能把虫子从耳朵里弄出来。虫子越钻越深，女儿一直喊耳朵痛，说虫子在耳朵里动。您快帮我看看吧。"

我到诊室中拿了一小瓶食用油，之后让孩子侧着头，滴了几滴食用油在她耳朵里。我问孩子："耳朵中的小虫还动吗？"小姑娘告诉我："不动了。"我想虫子大概已经被闷死了，于是我让小姑娘将进虫的一边耳朵朝地，让死虫子逐渐流出来。果真，虫子从耳朵里掉了出来。拿出虫子之后，我给孩子检查了耳朵，虫子并没有破坏她的耳膜，只是有些局部感染。我给孩子的耳朵消了毒，同时嘱咐孩子的妈妈回去之后要小心，尽量防止飞虫再进入孩子的耳朵中。

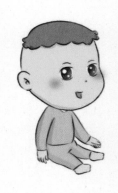

飞虫入耳的情况

春夏季节小飞虫非常多，很容易飞进耳内。我们的耳道和软骨膜连接紧密，皮下组织少，血液循环差，保护不当就会诱发外耳道损伤、感染，导致外耳道疖肿、发炎。飞虫钻入孩子耳内，在耳道中爬行，耳朵会觉得非常痒。之后孩子坐立不安、大声哭闹，父母非常着急，想要赶紧帮孩子把耳朵里的虫子取出来，可是常常因为方法不当而使虫子越爬越深。当飞虫钻到耳朵中时，千万不能乱掏，小孩的耳道、鼓膜非常娇嫩，很可能因为受损而影响听力，甚至导致耳聋。

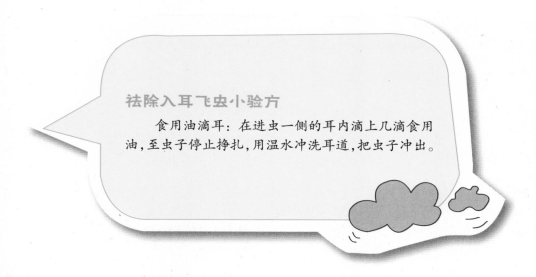

祛除入耳飞虫小验方

食用油滴耳：在进虫一侧的耳内滴上几滴食用油，至虫子停止挣扎，用温水冲洗耳道，把虫子冲出。

偏方其实不神秘

食用油的浓度非常高，虫子被黏住，很快就会窒息死亡。把食用油滴入耳内不会影响听力，只要将虫子取出，将油清干净，听力即可恢复。

另外，频繁掏耳朵，会导致隐性破损，诱发感染。通常情况下，成人一个月最多掏两次耳朵，孩子更应减少掏耳朵的次数，掏得太频繁，耳朵会丧失天然屏障，飞虫入耳的伤害更大。

孩子鼻子爱出血，家长熬些茅根汤

前几天，有个老朋友带着 5 岁的小孙子虎虎来家里探望我，虎虎活泼可爱，聪明机灵，就是太好动了，爬上爬下不闲着。正当大家看着虎虎傻乐时，他的鼻子突然出血了。

我赶忙抱过虎虎，将他的头摆正，用拇指和食指夹住虎虎的鼻子。大概 5 分钟之后，我松开手，看到虎虎的鼻血已经止住，所有人都松了一口气。

如果还在流血，要重复紧压 5 ~ 10 分钟，多数鼻血均可止住。如果身边有云南白药，可以取一个小棉球，蘸点云南白药粉塞在孩子的鼻孔之中。其实，用白茅根水也能够改善孩子的鼻出血，代茶饮用即可。

鼻子爱出血的原因

小儿如果经常鼻出血，家长应当区分是局部性鼻出血还是全身性鼻出血。如果是局部性鼻出血，主要诱因常为外伤、鼻前庭炎、干燥性或萎缩性鼻炎、鼻发育异常等。必要时应当到耳鼻喉科进行相关检查、确诊，而后进行针对性治疗。

应当鼓励孩子多喝水，多吃新鲜水果，保持好室内的温湿度，太热、干燥均易导致鼻出血。红枣、巧克力等易导致鼻出血，常流鼻血的孩子应当少吃。

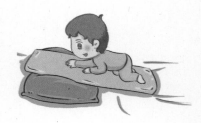

止鼻血小验方

云南白药涂鼻：取一个干净的小棉球，蘸些云南白药粉，塞到鼻孔中即可。

白茅根水：取鲜白茅根、鲜生地、鲜芦根、鲜藕一同放入锅中，倒入适量清水煎汁，代茶饮用。

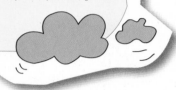

偏方其实不神秘

云南白药粉有止血之功。白茅根水中四味鲜品均可清热凉血、止血。

孩子流鼻血时，家长千万不能让孩子仰头或者躺下，因为这样会使鼻血流进口腔，进入胃中，刺激胃壁，诱发呕吐等不适。

孩子调皮易受伤，自制药粉很有效

记得有一次，一个朋友带着儿子到我家里串门。小男孩儿嘛，比较调皮，进门之后就一直蹦蹦跳跳，爬上爬下的，一不留神，膝盖磕在地上的小板凳上，擦破了皮，孩子立刻"哇哇"大哭，听着让人心疼。

我赶忙过去观察孩子的伤势，还好只是轻微的擦伤，不妨事。我到厨房拿了点盐，按照 1000 毫升凉开水配 9 克食盐的量将其调配成 0.9% 的盐水，轻轻地帮孩子擦洗伤口。

清理好伤口之后，我又取出黄柏、白芷、栀子各 30 克，研成细末之后用醋调和均匀，敷到了孩子的伤口上。孩子的哭泣声渐渐止住。

擦伤的原因

擦伤为钝器机械力摩擦作用导致的表皮剥脱、翻卷，如果仅仅是擦伤，及时处理伤口即可痊愈。

小孩玩耍过程中不小心跌倒导致局部擦伤，伤口一般较浅，在伤口上涂些红药水就可以了。若创面较脏，应当先用清水将伤口冲洗干净，也可用消炎药水清洗，防止伤口因脏物的残留而发炎。

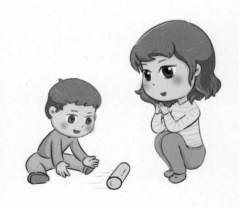

疗擦伤小验方

黄柏白芷栀子粉：黄柏、白芷、生栀子各30克，研成细末之后用醋调和均匀，外敷患处。

偏方其实不神秘

黄柏有清热解毒之功，白芷有排脓生肌、活血止痛之功，生栀子有消肿、止血之功，常用来治疗扭挫伤。

孩子面部擦伤时更应当注意护理，防止落下瘢痕。面部擦伤，若有沙子、玻璃碴儿等嵌入皮肤时，应当先用软刷将其刷掉。尽量不要涂抹紫药水。若擦伤面比较大，进行创面消毒后，可先敷一层纱布，之后进行包扎。

孩子摔伤别着急，麻油帮您忙

露露今年一岁半了，小家伙终于学会走路了，一刻也不闲着。妈妈每天忙着工作，奶奶在家里看着露露。一天，妈妈刚下班回家，露露看到妈妈非常开心，挥动着小手向妈妈跑去，一不留神摔倒在地，膝盖磕地了，露露哇哇大哭。妈妈抱起露露，一路小跑来到诊所。我检查了一下露露的伤势，拿出一瓶麻油涂在露露的伤口上。

我嘱咐露露的妈妈，回去之后取一些生栀子打成粉末，加适量面粉，用黄酒将其调和成糊状，敷在红肿处即可。

我告诉露露的妈妈，如果伤口出血，则不能用麻油、生栀子粉、韭菜膏敷出血伤口，易诱发感染。应当先清洗伤口，之后进行冷敷。血管受冷迅速收缩，可使伤口迅速止血。

摔伤不少见

孩子从会走路开始，就难免会发生摔伤，有的孩子摔倒之后易骨折，这是因为孩子的骨骼尚未发育完全。因此，孩子摔伤之后，父母应当检查孩子有没有发生骨折。若孩子常常一摔就骨折，则很可能缺钙，应当及时补钙。

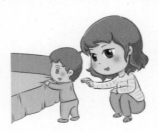

疗摔伤小验方

麻油外涂：取适量麻油涂抹在红肿处。

生栀子粉外敷：取 50 克生栀子，将其研成粉末状，和适量面粉一同放到干净的容器中，用黄酒将其调和成糊状，敷到患处，之后用纱布将其固定好。每天敷 1 次，连续敷 3 ~ 4 次就能痊愈。

 偏方其实不神秘

麻油有生肌止痛、消痈肿、补皮裂之功，尤其是消肿止痛之功非常好。

生栀子有消肿活络之功，可用其治疗跌打损伤、扭挫伤、皮肤瘀肿疼痛，以及四肢关节附近的肌肉、肌腱损伤。

孩子摔伤之后，如果身上出现青紫肿痛，很多家长会立刻按揉孩子的损伤部位。其实，青紫是皮下血管破裂出现的瘀血、水肿，用力按揉会使皮下血管扩张，使出血量变大，肿块变大。再者，不定位用力，不断挤压，还会导致更多血液被压迫至血管外，加重症状。所以，处理不严重的皮肤、皮下组织损伤时应避免按揉。

小儿扭伤怎么办，敷点赤小豆粉

记得有一次，一位妈妈急匆匆地背着一个 5 岁的小男孩来到诊所，孩子在妈妈背上哭得满脸泪水。原来，中午的时候妈妈正在家里做饭，趁着妈妈不注意，孩子搬了个小凳子想要够柜子上的玩具，谁知没踩稳，一下子摔倒在地扭伤了脚。

我看了看孩子的脚踝处，已经出现瘀青，不过还好，没有发生骨折。我给孩子的妈妈推荐了偏方，用赤小豆粉外敷患处，24 小时后再用红花膏外敷。我嘱咐她回家之后给孩子试试。

此外，我还嘱咐那位女士，回去之后让孩子多喝些牛奶，吃些奶制品或者熬点骨头汤喝，这样有利于钙质的吸收。

大概 3 天之后，那位女士又带着孩子来到诊所。孩子扭伤处已经不肿了，摸上去也不疼了，孩子走起路来已经和常人无异。

扭伤的原因

扭伤即四肢关节或躯体处的软组织，如肌肉、肌腱、韧带、血管等发生损伤，没有骨折、脱臼、皮肉破损等状况。小孩子活泼好动，稍不注意就易扭伤。

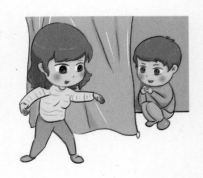

疗伤小验方

　　赤小豆粉：取赤小豆适量，将其研磨成粉，用凉水将其调和成糊状，涂到受伤处，最后用纱布包扎好，24 小时之后将其解除即可，连敷 3 天。

　　红花膏：取红花、鲜月季花适量，清洗干净后捣成糊状，敷在患处。每天 1 次，连续敷几天。

偏方其实不神秘

　　赤小豆性平，味甘、酸，可利湿消肿、解毒排脓。红花性平、味甘，疏经活络、散瘀开结、消肿止痛；月季花味甘、性温，入肝经，有行气止痛、活血消肿、消炎解毒之功。

　　孩子扭伤则不宜再进行运动，直至疼痛消失。扭伤后 1～2 天可以按摩患处，促进患处的血液循环，有助于肿胀消退。

小儿晒伤莫担心，快敷西瓜皮

夏季炎热，家长们喜欢带孩子到河边或海边玩耍、游泳，享受日光浴。

记得有一年夏天，一位家长带着孩子来到诊所。原来，因为天气炎热，他们全家决定到秦皇岛避暑，顺便带孩子到海边玩耍。第一天，一家三口玩得很尽兴。可是第二天，妈妈就发现孩子的手掌和脖子长出红斑，孩子一直喊痛。见此情景，孩子妈妈立刻收拾行囊回家，带孩子来求诊。

我告诉那位妈妈，孩子是被晒伤了，回家之后把冰镇过的西瓜皮涂到患处，反复涂抹，让西瓜皮汁充分被肌肤吸收。还可以将西瓜皮切成薄薄的片状，敷在孩子晒红的皮肤上。

那位妈妈回去之后每天都按照我教给她的方法去做，3 天之后，孩子皮肤的红斑基本消失。

不要忽视晒伤

孩子晒伤后 3 ~ 5 小时内，日晒处皮肤会出现边界清晰的红斑，伴灼痛、刺痛或触痛，这属于轻度晒伤。

如果晒伤面积比较大，伴随全身症状，如畏寒、发热、头痛、乏力、恶心、呕吐等，为重度晒伤，应当及时到医院就诊。

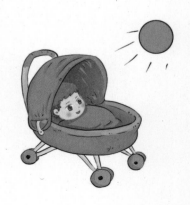

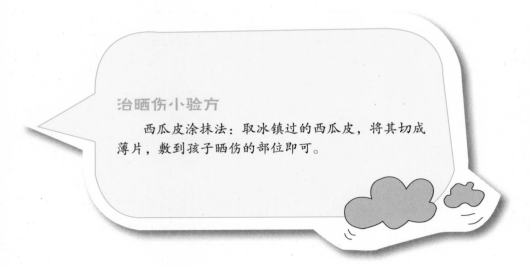

治晒伤小验方

西瓜皮涂抹法：取冰镇过的西瓜皮，将其切成薄片，敷到孩子晒伤的部位即可。

偏方其实不神秘

西瓜皮中富含维生素 C，可消炎、美白。孩子被晒伤后，家长应当及时护理，比如对患处进行冷敷，减轻热力对肌肤的损伤。如果已经起了水疱，应当在严格消毒的情况下把水疱挑破，不过不能撕掉皮，慢慢地挤出水疱中的液体，之后敷上药物。

患儿不能吃油腻、腥荤之品，也不能吃发物，饮食要清淡，营养要全面，多吃新鲜果蔬。

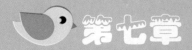

第七章

补充营养小偏方，
让宝贝身体更强壮

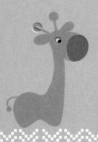

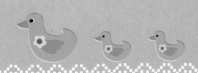

孩子注意力不集中，两个方子很有效

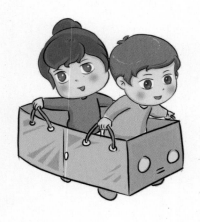

很多家长常因为孩子上课注意力不集中而苦恼。一次，一位女士带着 6 岁的孩子来到诊所。原来，老师常常反映孩子上课注意力不集中，不是东张西望，就是玩铅笔盒、涂鸦，有时候甚至托着腮愣神。

我告诉那位妈妈，孩子注意力不集中很正常，应该从日常生活中培养孩子爱学习的好习惯，同时配合适当的食疗方，效果就更好了。

我给那位妈妈推荐的是猪心大枣汤，嘱咐她回去之后给孩子烹调。这道药膳方能够有效改善孩子注意力不集中的问题。

孩子注意力不集中的原因

睡眠不足、疲劳、生病、情绪不安等均会导致孩子注意力不集中；外界干扰也会导致孩子注意力不集中，如环境嘈杂、喧闹等；教育内容、方法不符合孩子年龄特点，同样可影响孩子的注意力。

除此之外，环境污染导致的铅过量，糖果、饮料中添加人工色素、添加剂，吃太多油炸食品等，也是导致孩子注意力不集中的因素。

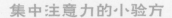

集中注意力的小验方

猪心大枣汤：取猪心 1 个、大枣 3 个、浮小麦 100 克、甘草 5 克、远志 5 克、石菖蒲 10 克。将上述材料一同放入锅中，倒入适量清水煲 1～2 小时。每周吃 2～3 次，连续吃 3～4 周。

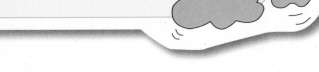

偏方其实不神秘

猪心大枣汤有安神定惊、养心补血之功，能够治疗小儿多动、注意力不集中、智力和语言发育迟缓等。

注意力不集中的孩子应当多吃蛋类、贝类、鱼类等健脑益智食品；另外，藻类富含叶绿素、维生素、矿物质、蛋白质，能够提升注意力、记忆力。

多喝参精蛋汤，助多动孩子安神

同小区王阿姨的孙女艳艳今年 4 岁了，不幸患上了多动症。王阿姨带她来我诊所咨询。

我没有给艳艳开药，而是给她开了一个中药食疗方：参精蛋汤。几个星期之后，王阿姨又带着艳艳来复诊，说艳艳的病情有所好转，不过我还是让王阿姨带着艳艳到大医院做一下检查，以确定艳艳是否需要其他治疗。

多动症的原因

医学上称小儿多动症为轻微脑功能失调，症状常常表现为注意力不集中、爱做小动作、做事没耐心、情绪变化快等。

近年的研究发现。小儿多动症和饮食有关，缺锌、缺铁、缺乏维生素均会导致儿童多动症；食品内色素、添加剂等过量会导致儿童多动症，或加重病情。

多动症患儿可多吃鱼类，因为鱼肉中含大量不饱和脂肪酸，能够促进脑细胞发育，改善脑功能，提升记忆力和判断力。此外，患儿平时应当多吃些富含卵磷脂的食物，如蛋黄、豆制品、鱼头等。还要让孩子多吃些含铁丰富的食物，如红枣、动物肝脏、海产品等；同时注意多吃新鲜果蔬。

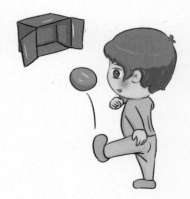

调理多动症小验方

参精蛋汤：太子参15克，黄精10克，红枣15枚，鸡蛋1个，一同放入锅中，倒入适量清水熬煮。鸡蛋煮熟后捞出，剥掉蛋壳，再放入锅中煮一会儿。吃蛋喝汤，每天1次。

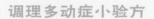 **偏方其实不神秘**

参精蛋汤中的太子参有补气生津之功，临床上应用非常广泛，适合烦躁、心悸、失眠、手足心热等气阴两虚症；黄精有补气养阴、健脾、润肺、益肾之功；红枣可补中益气、养血安神、缓和药性；鸡蛋能养心安神。

不做小胖墩，试试白扁豆花汤

随着人们生活水平的提高，越来越多的孩子被喂成了"小胖墩"。

记得有一次，一位年轻的妈妈带着 3 岁半的儿子来诊所看病。孩子的妈妈告诉我，孩子从小就比同龄的孩子壮实，可是最近一年，孩子越来越胖，成了十足的小胖墩。

肥胖者大都为痰湿体质，健脾、祛湿、化痰为治疗根本。我让孩子的妈妈回去之后给孩子熬些白扁豆花汤喝；也可以用鲜荷叶、冬瓜皮熬水给孩子喝喝；并且嘱咐那位妈妈回去之后让孩子适当运动。

孩子肥胖的原因

痰湿体质除了先天因素外，还可能是后天失养、脾胃功能欠佳所致。正常情况下，痰湿应该排出体外，之所以会在身体中集聚，主要是饮食无节制、无规律所致。

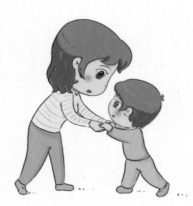

为小胖墩定制的验方

白扁豆花汤：取陈皮 5 克，倒入 300 毫升清水煮 5 分钟，加入一小把白扁豆花，继续煮 5 分钟，放温后饮用。

荷叶冬瓜汤：取鲜荷叶半张、冬瓜皮 30 克，加适量清水煮 5 ~ 8 分钟，饮其汁即可。

 偏方其实不神秘

白扁豆花和陈皮有健脾化湿之功，二者同用，能够很好地祛除孩子体内的湿毒。鲜荷叶、冬瓜皮均有健脾利水之功，能够治疗痰湿型肥胖。

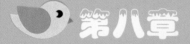

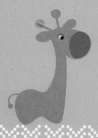

第八章

有了小儿杂症方，
孩子生病不用慌

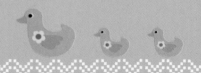

小儿睡眠差，菊花枕头可安眠

曾经有个姓金的女士抱着一个 10 个月大的孩子来到诊所。她告诉我，她的女儿总是睡不踏实，整个晚上翻来覆去的，还总是踢被子，爱哭闹。我对金女士说，这应该属于夜惊范畴。

我嘱咐金女士回家之后给孩子装个菊花枕，通常一个药枕能连续枕半年左右。

夜惊的原因

孩子夜惊往往有遗传倾向；孩子如果有睡前过度兴奋或哭闹等情况，夜间往往难入睡；消化功能紊乱，夜间往往睡得不踏实。

家长应当让孩子养成良好的睡眠习惯，睡前让孩子看看书，给孩子讲讲故事，让孩子听些放松的音乐；临睡前 1 小时通风换气，新鲜空气有利于孩子的睡眠。

孩子睡眠不好也可能是缺钙所致，睡前 1 小时可适当让孩子喝些牛奶。牛奶含催眠物质色氨酸，可促进大脑神经细胞分泌促进睡眠的神经递质五羟色胺。

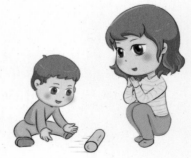

促进睡眠小验方

菊花枕：取野菊花干品1000克、石菖蒲200克、川芎400克、白芷200克，装到枕套中。

偏方其实不神秘

野菊花含有大量挥发性物质，接触头部后能改善头部血液循环、协调气血、除燥降压、健脑增智、祛风解表等。石菖蒲醒脑开窍、化痰除郁；川芎、白芷活血行气、清热凉血、祛风解表。菊花枕质地松软、气味芳香，可以促进睡眠。

核桃可改善睡眠质量，常用于调理神经衰弱、失眠、健忘、多梦等；常与芝麻一同食用。可于每晚临睡前将芝麻、核桃一同捣成糊状，给孩子食用。

孩子总尿床，喝点莲子羹

冬季天气寒冷时，家长可炖些狗肉给孩子吃，可添加些橘皮、花胶等，都能在一定程度上治疗小儿遗尿。

记得有一次，一位妈妈领着一个 5 岁大的男孩儿来到诊所看病，她说自己的儿子晚上常常尿床。我对孩子进行了一番诊断，断定是肾气不足所致。我给孩子开了两道药膳：莲子羹和韭菜籽饼，嘱咐孩子的妈妈回家之后做给孩子吃。

孩子尿床的原因

孩子 3 岁以内发生尿床一般为正常现象，因为 3 岁以前的孩子其正常的排尿反射还未建立。若孩子 3 岁之后，夜间仍然无法控制小便，则属异常。小儿遗尿多数为功能性的，主要原因是先天肾气不足、大脑神经功能失调等；精神因素是常见诱因，如受惊吓、疲劳过度、环境突变等。

中医认为"虚则遗溺"，小儿肾气不足、下元虚冷、肝脾气虚、肝经湿热、病后虚弱等均会诱发遗尿。若患儿形体偏瘦，冬季手脚冰冷，身体虚弱，可通过食疗来改善遗尿。

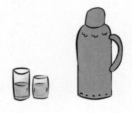

治疗尿床小验方

莲子羹：取莲子、山药、板栗肉各适量，鸡蛋1个，盐适量；将莲子、山药和板栗肉一同研成粉末状；每次取30克放入碗中，加适量盐搅拌均匀，打入鸡蛋，调入适量清水，搅拌至起泡，放到锅中蒸熟即可。空腹食用，每天1剂，1次吃完，连续吃5～7天，之后每周吃1剂。

韭菜籽饼：取韭菜籽10克、面粉适量；将韭菜籽研成细末，和面粉一同混合均匀，烙饼。一般连续吃1～2次，症状即可好转。

偏方其实不神秘

莲子羹有健脾益气、补肾固摄之功，可调理小儿遗尿。韭菜籽饼中的韭菜籽有温补肝肾之功，适合遗尿、腰膝酸软等症。

此外，还应当帮孩子建立良好的作息习惯，临睡前控制孩子的饮水量，晚上定时叫孩子起床排尿。入睡之后孩子排尿是有规律的，多数孩子在熟睡2～3小时后排尿。妈妈应该在此之前叫醒孩子，每天晚上排尿1～2次，不能太多，否则会影响到孩子的睡眠。

肾气不足的孩子平日应多吃些温补固涩之品，如糯米、山药、芝麻、猪腰等；高盐、高糖食物以及生冷食物、有利尿作用的食物均不宜食用。

柿蒂汤，治疗打嗝儿的良药

健健是我小侄子，今年 8 岁了，他在婴儿时期常常打嗝儿，每次他打嗝儿的时候，我都会让她妈妈喂他喝点柿蒂汤，同时帮他拍嗝儿。

如果孩子频繁打嗝儿，而且时间很长，可以用沸水冲泡橘子皮，等水变温后喂孩子喝，能缓解打嗝儿。

如果孩子打嗝儿伴有酸腐异味，多为消化不良所致，这种情况可以给孩子喝点山楂水。

孩子打嗝儿的原因

打嗝儿是婴儿常出现的症状，是由膈肌痉挛、横膈膜连续收缩引发的。膈肌在自主神经控制下运动。婴儿其调节横膈膜的神经尚未发育完善，所以一旦受到轻微刺激，比如吸入冷空气，膈肌就会突然收缩，导致打嗝儿。

不过很多时候，孩子打嗝儿并不像家长想象的那么难受，大都有自限性。若孩子平时没什么疾病，却突然打嗝儿，并且嗝儿声有力而连续，多为受凉所致，可以让孩子喝些温开水。

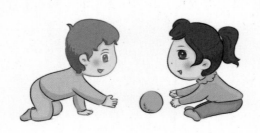

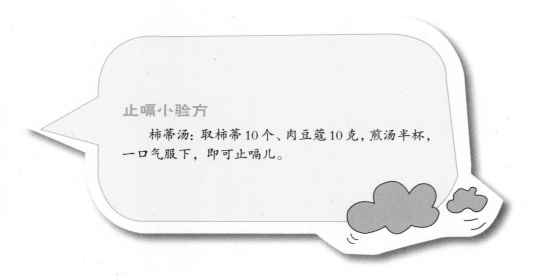

止嗝小验方

柿蒂汤：取柿蒂10个、肉豆蔻10克，煎汤半杯，一口气服下，即可止嗝儿。

偏方其实不神秘

柿蒂汤中的柿蒂可降气止呃（呃即呃逆，通常称打嗝儿）；肉豆蔻有温中涩肠、行气消食、降逆止呃之功。

为了预防孩子打嗝儿，妈妈应当注意自己的喂养方法。首先，要避免在孩子啼哭、气郁的时候给孩子喂奶；其次，要避免进食太快。进行母乳喂养时，如果母乳充足，哺乳过程中应当按压乳头，防止乳汁吸入得太急；人工喂养过程中应当注意奶嘴不能太大。

蚊虫叮咬，大蒜来对付

一天晚上，我下楼去遛弯儿。当时正值夏季，绿化带旁蚊虫很多，身旁有个孩子被蚊子咬得痛痒难耐，哇哇大哭，孩子的奶奶在一旁哄着他。

我对孩子的奶奶说："您先带着孩子回家，回去之后弄些大蒜汁抹在孩子被叮咬处，也可以用薄荷牙膏或者肥皂水涂擦。"

蚊虫叮咬的护理

蚊虫叮咬时，其口器内会分泌一种有机酸——蚁酸，其化学成分为甲酸，甲酸刺激性很强，会引起皮肤红肿、让人感觉痒痛。

被蚊虫叮咬之后，应当避免过分抓挠；若叮咬部位发生水肿，出现水疱或感染，应当及时带着孩子去医院诊治。若情况不严重，在家进行护理即可。

消肿止痒小验方

大蒜汁：用切片的大蒜在被蚊虫叮咬之处反复涂擦。

薄荷牙膏、肥皂水：直接将薄荷牙膏或肥皂水涂抹在被蚊虫叮咬的地方。

偏方其实不神秘

　　大蒜汁可止痛、祛痒、消炎等，通常连续涂擦 12 小时就能消炎去肿。大蒜不但能消除蚊虫叮咬后出现的红肿，其强烈的气味还能赶走蚊虫。不过不能擦太多，防止损伤孩子稚嫩的皮肤。还要注意，大蒜刺激性较大，破溃处不要涂，皮肤敏感的孩子要慎用。薄荷牙膏含薄荷成分，清凉止痒，缓解疼痛。肥皂水为碱性，可与甲酸发生中和反应，减轻痒痛。皮肤如果有破溃处，则不宜涂抹牙膏和肥皂水，以免引起感染。

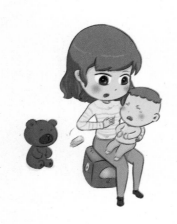

小儿盗汗，熬点小麦红枣汤

小美是我朋友的女儿，两年前结婚后生了个孩子，孩子白白胖胖非常可爱。前一阵子，她突然来诊所，告诉我说她的孩子经常出汗，尤其是晚上，常常汗流浃背。家人非常担心，带孩子到医院做了检查，并没有什么异常。朋友建议小美带着孩子来我诊所看看。

我告诉小美，生理性盗汗不宜用药，应当先消除诱因，如睡前剧烈运动、睡前吃太饱等。

通过小美的叙述，我断定孩子的盗汗是属于生理性的，也不存在其他诱因，于是给她推荐了小麦红枣汤，让她回去之后给孩子熬来喝。

我嘱咐小美，多汗容易导致阴津亏损，所以应该多给孩子喝水，忌食辛辣寒凉之品，以免正气受伤，出汗更多。

盗汗的原因

有的孩子睡觉的时候常常会出汗，汗水浸透衣衫和枕巾，此即为中医所说的盗汗。盗汗主要发生在入睡之后。中医将汗液称为心液，若汗液流失太多就会导致阴虚。

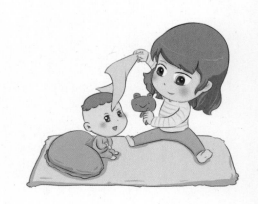

小儿盗汗通常不是病态，而是生理性的。入睡后一两个小时内出汗属于正常现象。孩子皮肤水分多，毛细血管丰富，新陈代谢旺盛，但自主神经调节功能不健全，再加上孩子为纯阳之体，因此稍微活动就易出汗。

除生理性盗汗外，缺钙导致的盗汗要适当补充钙、维生素 D 等。如果是结核病导致盗汗，要先进行结核病治疗。

止汗小验方

小麦红枣汤：取浮小麦 30 克、生黄芪 10 克、红枣 20 枚，一同放入锅中，倒入适量清水煎汤，调入红糖服用。每天 1 次，连服 10 天。

偏方其实不神秘

浮小麦有益气除热、止汗之功，常用于治疗虚热多汗、盗汗、口舌干燥、心烦失眠等症；生黄芪补气固表止汗；红枣和红糖为中医常用之补益品。红枣归脾、胃经，可补中益气、养血安神；红糖富含维生素、微量元素，和浮小麦搭配可护脾健胃、补血止汗。

此法并不适合所有盗汗患儿，也不宜长期使用，如果孩子盗汗特别严重，应当及时到医院诊治。

小儿肚子冷痛，用花椒粉贴肚脐

记得有位家长曾经因为孩子肚子痛找过我，他告诉我，之前带孩子到医院看过西医，医生说孩子肚子痛是因为身体长得太快，吃些止痛药就可以了。当时医生给孩子开了颠茄片，让他在孩子肚子痛的时候给孩子吃半片。可是每次孩子服用过颠茄片之后都会口干、口渴，他非常担心长时间给孩子服这种药会产生副作用，问我有没有其他方法可以缓解孩子的症状。

孩子的舌苔为水滑苔，我断定孩子的肚子痛是寒邪所致，于是我给这位家长推荐了花椒粉敷肚脐的方法。后来他就采用这种方法为孩子止痛，效果非常好。

受寒肚子痛

中医认为痛则不通，通则不痛，不通的原因有很多，如着凉、伤食、虫积、便秘等。

上文中的孩子主要是因为寒邪凝滞于肠胃，导致胃肠痉挛。此类孩子的舌苔看上去好像刚从水中捞出，称为水滑苔。

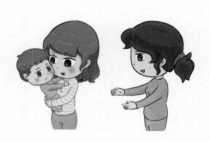

驱寒止痛小验方

花椒粉：取花椒10克，放入锅中炒至微焦，研磨成粉。孩子肚子痛的时候，取适量面粉、花椒粉和老陈醋一起调和成饼，贴到孩子的肚脐上，再将热水袋敷在饼上。

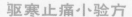 **偏方其实不神秘**

此法可治疗很多种类型的疼痛，比如胃痛，还有着凉、虫积、伤食而导致的腹痛等。花椒温中散寒而止痛，可治疗心腹冷痛、风寒湿痹、泄泻、虫积等。醋有活血通经的作用。

肚脐上的神阙穴能温肠、散寒、止痛。孩子可能会对胶布过敏，所以贴的时间不能太久；有出血倾向者、外伤者忌用此法。

孩子受外伤后3天之内不能用此法，因为花椒性温，会加速血液循环，外伤前3天伤口仍然在出血，此法止痛易促进伤口出血，最好先用冰袋冷敷，3天之后采取此法。

此法只能应一时之急，如果采用此法之后，孩子的腹痛没有得到显著改善，很可能是患上了急腹症，家长应当及时带孩子到医院诊治。

图书在版编目（CIP）数据

宝宝的药方，天然的更好 / 杨杰主编 . — 青岛 : 青岛出版社 , 2016.1
ISBN 978-7-5552-3043-4

Ⅰ . ①宝… Ⅱ . ①杨… Ⅲ . ①小儿疾病—疗法 Ⅳ . ①R720.5

中国版本图书馆 CIP 数据核字（2015）第 317605 号

BAOBAO DE YAOFANG，TIANRAN DE GENG HAO

书　　名	宝宝的药方，天然的更好	
主　　编	杨　杰	
出版发行	青岛出版社	
社　　址	青岛市崂山区海尔路 182 号（266061）	
本社网址	http://www.qdpub.com	
邮购电话	13335059110　0532-68068091	
责任编辑	郑万萍	
特约审校	晟　铭　万家祯	
封面设计	潘　婷	
插画设计	艺元良品　叶德永	
制　　版	青岛乐喜力科技发展有限公司	
印　　刷	青岛新华印刷有限公司	
出版日期	2017 年 2 月第 1 版　2023 年 7 月第 2 版第 2 次印刷	
开　　本	16 开（787mm×1092mm）	
印　　张	9	
字　　数	120 千字	
图　　数	50 幅	
书　　号	ISBN 978-7-5552-3043-4	
定　　价	32.00 元	

编校印装质量、盗版监督服务电话：4006532017　0532-68068050